1일 1만보,

의사가 알려주는 의학적으로 올바른 걷기 운동법

제대로 걸어라

싸이프레스

1

1일 1만 보로 **몸**과 **마음**이 **달라진다**

시간이 없다, 체력이 달린다, 움직이기 싫다. 이런 사람도 쉽게 할 수 있는 운동이 **걷기**다.

잠깐 물건 사러 집 근처 마트까지 걷기
출퇴근할 때 역까지 걸어가기
거래처까지 걸어서 이동하기
업무 중에 복사기를 사용하러 가거나 화장실 가기
휴식 시간에 커피 사러 나가기
일요일에 강아지와 산책하기

이 모든 행동이 걷기다. 이렇게 익숙하고 쉬운 운동인 걷기가 **몸과 마음 건강에 효과적**이라는 사실을 아는가? 의사 관점에서 **걷기의 위력은 절대적**이다. 이 책에서는 **과학적 근거를 바탕으로 가장 효과적으로 걷기 위한 방법**을 소개하고자 한다.

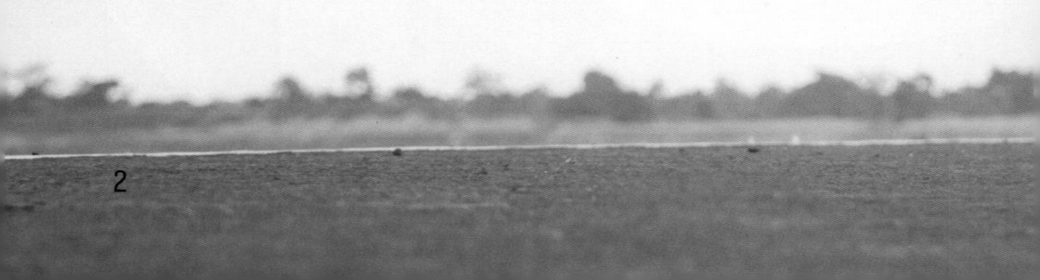

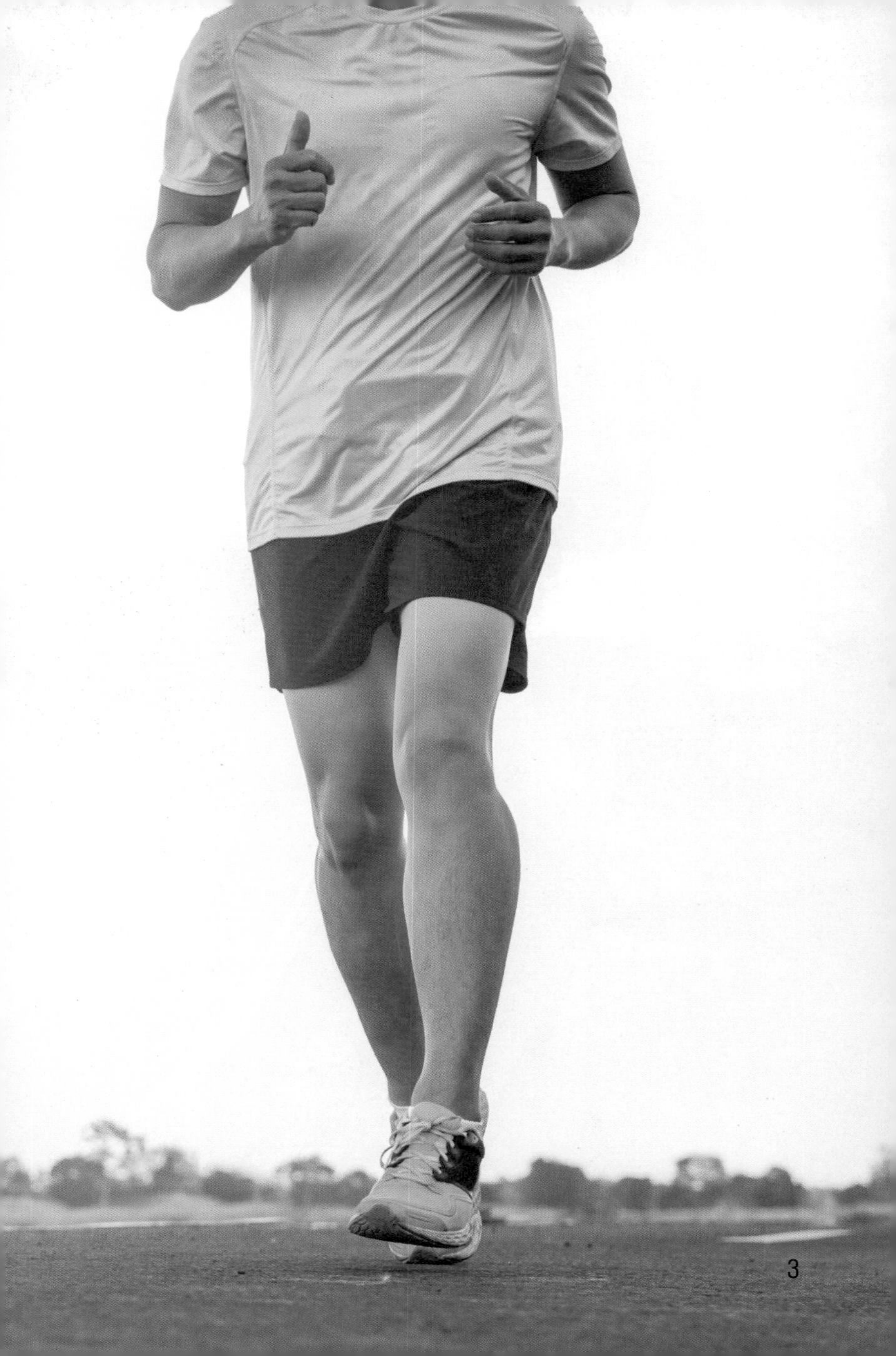

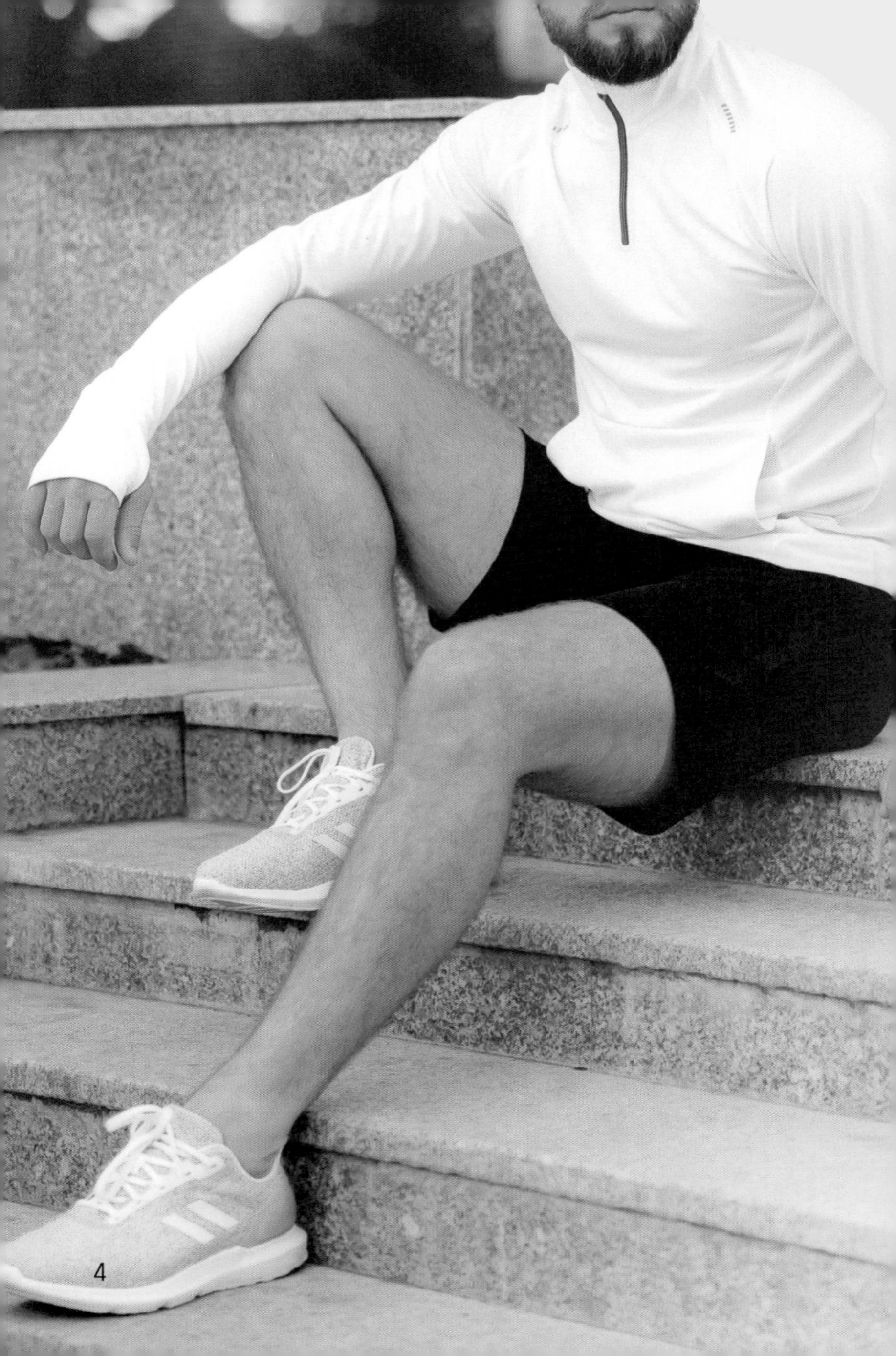

2

왜 '8,000보'가 아닌 '1만 보'가 우리 몸에 좋을까?

'1일 1만 보 걷기'는 흔히 알려진 건강 요법이다. 하지만 '지나치게 걸으면 무릎에 무리가 온다', '1만 보가 아니라 8,000보가 낫다', '걸음 수보다는 하루 30분처럼 시간을 기준으로 걷는 편이 낫다'와 같은 의견도 있다. 과연 무엇이 정답일까?

나는 과학적 근거를 바탕으로 걷기에 관한 모든 의문을 검증해 정답을 찾는 일에 도전했다. 그 결과 **건강한 사람은 나이에 상관없이 '1일 1만 보'를 걷는 편이 좋다**는 결론에 도달했다.

3

1일 1만 보를 권하는 이유 ①

여분의 300kcal를 소비하면 살찌지 않는다

인간은 기초대사량보다 많이 먹으면 살찐다. 참고로 성인 남성은 하루 평균 약 2,200kcal를 섭취하고 1,900kcal를 소비한다. 즉, 평소처럼 먹으면 여분의 300kcal는 지방으로 축적되어 살찌게 된다. 그런데 1일 1만 보를 걸으면 여분의 300kcal를 소비할 수 있다. 1만 보는 일본 후생노동성(우리나라의 보건복지부 같은 역할을 함)이 주도하는 '21세기 국민 건강 만들기 운동(건강 일본 21)'에서도 권장하는 걸음 수다(34쪽 참고).

4

1일 1만 보를 권하는 이유 ②

걸으면 걸을수록 사망률이 낮아진다

미국 국립암연구소 연구팀이 40세 이상 남녀 5,000명을 대상으로 '하루 걸음 수와 사망률의 관계'를 조사했더니 **하루에 걷는 걸음 수가 많은 사람일수록 사망률이 낮았다.** 더 자세히는 하루 4,000보씩 걸은 사람보다 8,000보, 1만 5,000보를 걸은 사람의 사망률이 낮게 나타났다. 다만 1만 보와 1만 5,000보 사이의 효과 차이는 미미했다. 이것이 내가 1만 보 걷기를 권하는 이유다(36쪽 참고).

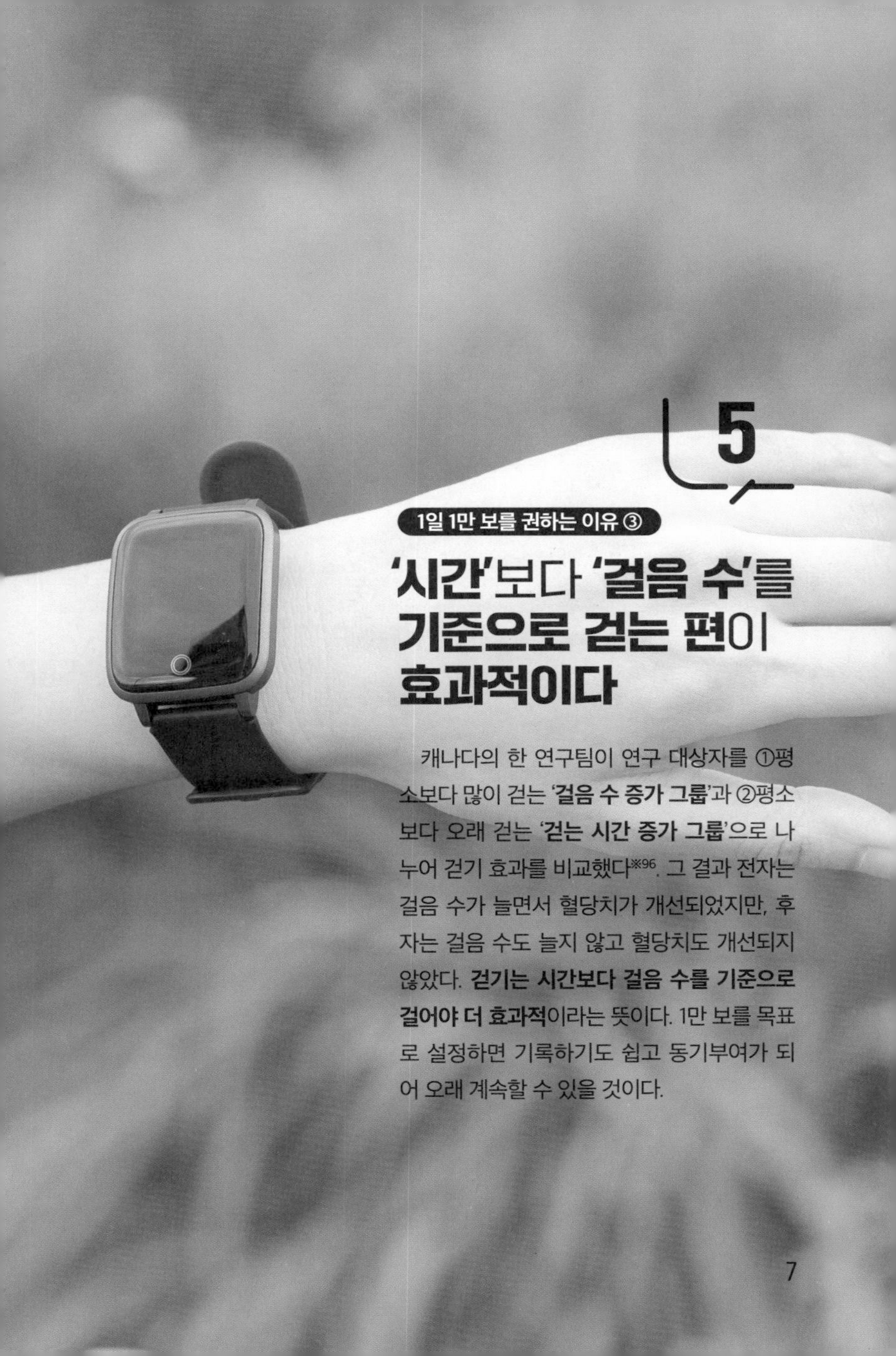

5

1일 1만 보를 권하는 이유 ③

'시간'보다 '걸음 수'를 기준으로 걷는 편이 효과적이다

캐나다의 한 연구팀이 연구 대상자를 ①평소보다 많이 걷는 '**걸음 수 증가 그룹**'과 ②평소보다 오래 걷는 '**걷는 시간 증가 그룹**'으로 나누어 걷기 효과를 비교했다※96. 그 결과 전자는 걸음 수가 늘면서 혈당치가 개선되었지만, 후자는 걸음 수도 늘지 않고 혈당치도 개선되지 않았다. **걷기는 시간보다 걸음 수를 기준으로 걸어야 더 효과적**이라는 뜻이다. 1만 보를 목표로 설정하면 기록하기도 쉽고 동기부여가 되어 오래 계속할 수 있을 것이다.

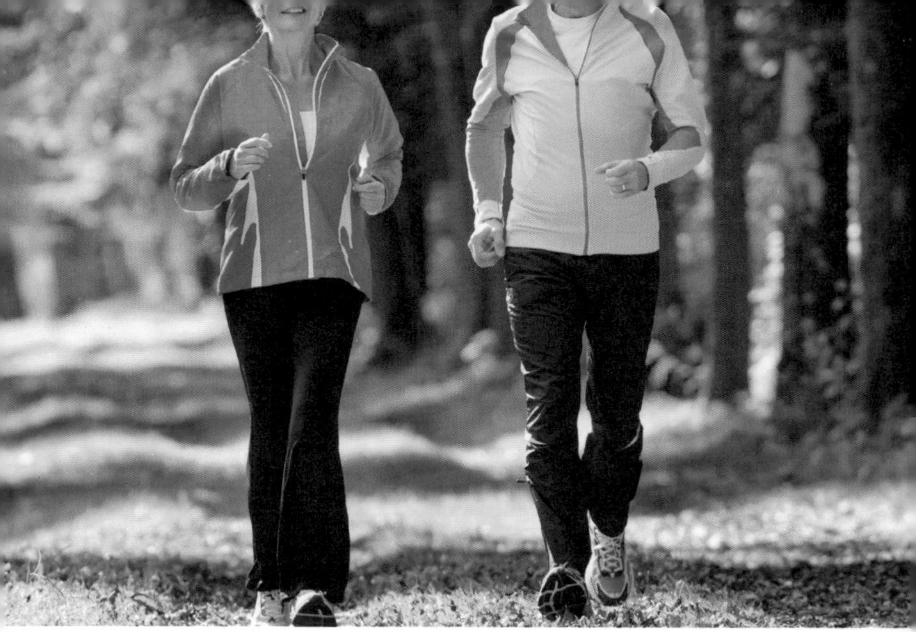

6

왜 '달리기'보다 '걷기'가 좋을까?

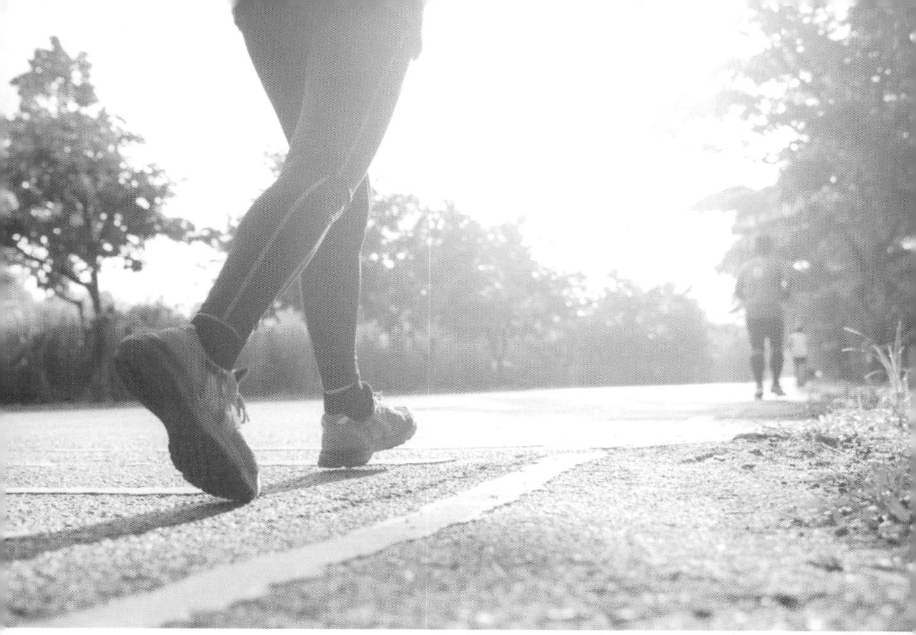

이에 대한 답은 미국 애리조나주립대학교에서 실시한 흥미로운 연구에서 찾아볼 수 있다. 연구에 따르면, **달리기보다 걷기가 사망률을 낮추는 데 더 효과적**이었다.

달리기나 근력 운동처럼 부하가 큰 운동은 체중 감량이나 근육량 증가에는 매우 효과적이지만, 면역력을 떨어뜨리고 관절에 부담을 준다는 단점이 있다. 심폐 기능이 약한 사람이 하기에는 위험 부담이 있는 운동이기도 하다.

그래서 평소에 운동을 전혀 하지 않는 사람, 체력이 약한 사람, 운동하기 싫어하는 사람에게는 달리기가 아니라 몸에 부담이 덜 가는 걷기를 제안하고 싶다(31쪽 참고).

1

호르몬 균형이 잡히고 스트레스가 줄어든다

일본 도쿄대학교 대학원 연구팀이 '1일 1만 보, 두 달에 60만 보'를 달성하면 불안과 우울이 개선된다고 발표했다. 또 캐나다의 한 연구에서도 걷기와 같은 신체 활동을 강화하면 우울 증상이 개선된다는 사실을 알아냈다(66쪽 참고).

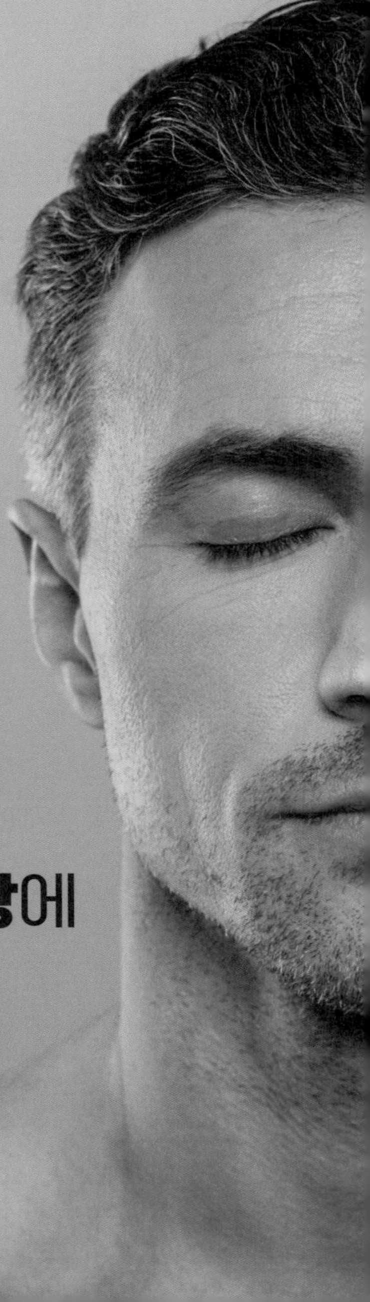

7

걷기는 마음 건강에 도움이 된다

걸으면 불안이 가라앉고
스트레스가 줄어든다

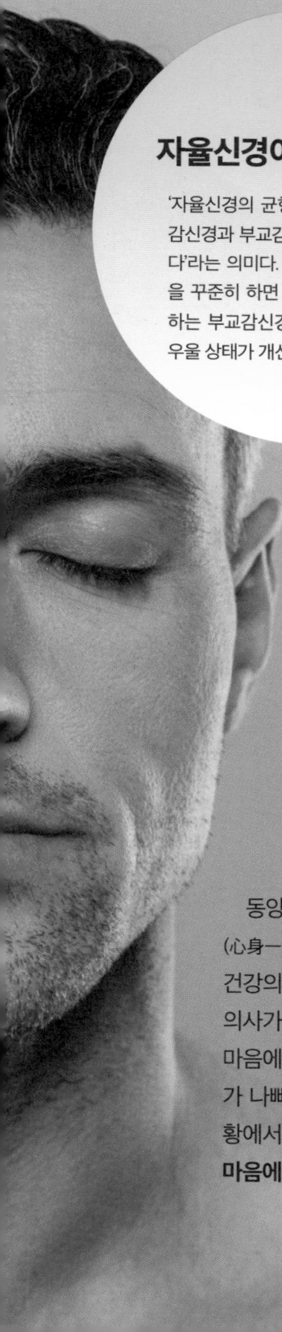

2 자율신경이 균형을 이룬다

'자율신경의 균형을 맞춘다'라는 말은 '교감신경과 부교감신경이 균형을 이루게 한다'라는 의미다. 걷기와 같은 가벼운 운동을 꾸준히 하면 운동 후에는 휴식에 관여하는 부교감신경이 우세해져 불안, 긴장, 우울 상태가 개선된다(70쪽 참고).

3 갱년기 컨디션을 개선한다

걷기가 여성 갱년기 증상인 심리적 불안정을 가라앉히는 데 효과적이라는 사실이 여러 조사에서 밝혀졌다. 가슴을 펴고 걸으면 의욕 호르몬인 테스토스테론이 증가하고 스트레스 호르몬인 코르티솔이 감소해 남성 갱년기 증상 예방에도 도움이 된다(85쪽, 149쪽 참고).

동양의학에서는 몸과 마음이 연결되어 있다는 의미의 '심신일체(心身一體)'라는 개념을 중시한다. 서양의학에서도 마찬가지로 정신건강의학과뿐 아니라 내과, 외과, 산부인과, 소아과 등 모든 분야의 의사가 질병과 스트레스의 인과관계를 이해하면서 진료한다. '병은 마음에서 온다'라는 말처럼, 스트레스로 면역력이 약해지면 몸 상태가 나빠지고 병에 걸려 몸이 아프면 마음까지 우울해진다. 이런 상황에서도 걷기는 도움이 된다. 실제로 **몸에 이로운 걷기 운동법이 마음에도 이롭다는 사실은 과학적으로도 증명되었다.**

1
아이디어가 샘솟는다

스티브 잡스는 걸으면서 아이디어를 떠올렸다고 한다. 걸을 때 아이디어가 샘솟는다는 사실은 이미 잘 알려져 있다. 미국 스탠퍼드대학교의 조사에 따르면, 앉아 있을 때보다 걸을 때의 창의성 점수가 평균 60% 더 높게 나타났다(104쪽 참고).

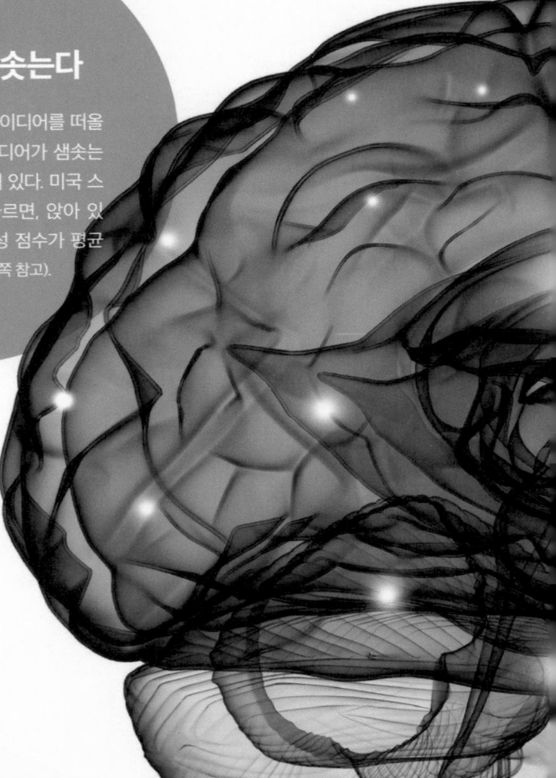

8

걷기는 **두뇌**를 **활성화**한다

걸으면 아이디어가 샘솟고 치매 예방에도 효과적이다

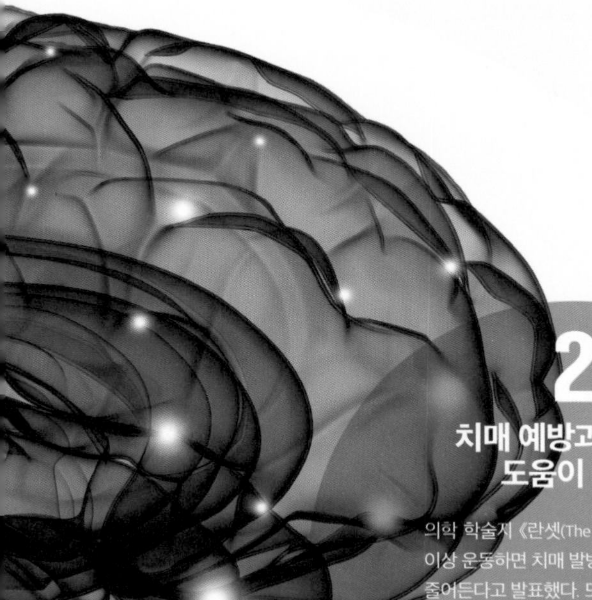

2
치매 예방과 개선에 도움이 된다

의학 학술지 《란셋(The Lancet)》이 주 2회 이상 운동하면 치매 발병 위험이 절반으로 줄어든다고 발표했다. 또 미국 듀크대학교가 고령자를 대상으로 한 조사에 따르면, 6개월 동안 식사 요법과 걷기 등의 유산소 운동을 병행한 사람은 앉아만 있던 사람에 비해 인지 기능이 일부 개선되었다(119쪽 참고).

걸으면 **아이디어가 풍부해진다**는 연구 결과가 있다. 특히 항상 새로운 아이디어에 목마른 직장인이라면 가만히 앉아 있지 말고 걸으면서 그 효과를 노리자. 걸으면 두뇌가 활성화되므로 노년층이라면 **치매 예방**을 기대할 수 있다. 100세 시대인 오늘날, 오래 사는 것만이 우리의 목표는 아니다. 활기차게 하루하루를 즐기기 위해서라도 열심히 두뇌를 단련하자.

효과 1 비만으로 인한 질병을 예방한다

걸으면 살이 빠진다. 이는 걷기의 가장 고마운 효과지만, 더 주목해야 할 점이 있다. 걸으면 내장지방과 이소성 지방이 빠진다. 이소성 지방이란 간이나 심장처럼 원래라면 지방이 없어야 할 곳에 쌓인 지방으로, 대표적으로 지방간이 여기에 해당한다. 이처럼 불필요한 지방이 빠지면 대사 증후군뿐 아니라 심근경색, 심부전, 뇌졸중 예방에도 도움이 된다.

효과 2 수면의 질이 높아진다

수면 무호흡 증후군은 수면의 양과 질을 모두 낮춘다. 이를 방치하면 8년 뒤 37%가 사망한다는 무서운 데이터도 있다. 수면 무호흡 증후군의 원인 중 하나가 비만이다. 그런데 걷기로 몸무게가 줄면 수면 무호흡 증후군이 사라져 불면증이 낫고 건강도 회복된다.

9

1일 1만 보를 걸으면 온갖 **건강 고민**이 **해결**된다

효과 5 당뇨병과 신장 질환의 위험을 낮춘다

미국 샌디에이고의 캘리포니아대학교에서 하루 걸음 수가 2,000보 증가하면 당뇨병에 걸릴 위험이 낮아진다는 사실을 알아냈다. 한편 샌프란시스코의 한 연구팀도 걸으면 신장 질환의 발병 위험이 낮아진다는 내용의 최신 데이터를 발표했다.

효과 6 감염증에 효과적이다

평소에 걷기나 달리기 같은 적당한 운동을 하는 사람은 감기에 걸릴 확률이 낮고 자각 증상도 가볍다.

효과 3 폐렴의 위험을 낮춘다

일본 사망 원인 4위는 다름 아닌 폐렴이다. 일본 홋카이도대학교의 조사에 따르면, 거의 걷지 않는 사람은 폐렴으로 인한 사망 위험이 30%나 상승한다. 영국의 한 연구팀도 가벼운 운동 습관을 지닌 사람은 폐렴에 걸릴 위험이 31% 낮고 폐렴 관련 사망률도 36% 낮아진다고 보고했다.

효과 4 뇌졸중과 심장 질환을 예방한다

혈관이 딱딱하게 굳거나 혈액이 끈적해지면 뇌졸중이나 심장 질환에 걸릴 수 있다. 하지만 걸으면 내장지방이 줄어들어 살이 빠지고, 비만에서 벗어나면 동맥경화로 인한 심장 및 뇌 질환에 걸릴 위험이 낮아진다.

고혈압, 당뇨병, 암을 예방한다

걷기가 몸에 좋다는 것은 익히 알려진 사실이다. 나 역시 의사로서 걷기가 뇌졸중이나 심장병 같은 심혈관 질환의 예방과 비만 해결에 도움이 된다는 것쯤은 알고 있었다. 그런데 더 많은 과학적 근거를 찾아보니, 무려 **암 발병 예방에도 효과적**이었다. 뿐만 아니라 걷기는 **온갖 질병을 예방**하는 데 도움이 된다.

효과 7 고혈압에 효과적이다

'몸무게가 1kg 줄면 혈압은 1mmHg 낮아진다', '몸무게가 4~5kg 줄면 혈압이 감소한다'와 같은 연구 보고가 있다. 체중 조절에 성공하면 혈압이 내려가 혈압약을 줄이거나 중단하게 될 수도 있다. 이처럼 꾸준히 걸으면 혈압도 조절 가능해진다.

효과 8 암을 예방한다

일본 국립암연구센터에서 45세부터 77세까지의 남녀를 대상으로 조사※97한 결과, 자주 걷는 사람이 그렇지 않은 사람보다 암 발병률이 낮았다. 또 미국과 유럽에서 144만 명을 대상으로 진행한 조사에 따르면, 걷기가 유방암과 방광암을 비롯한 13가지 암 예방에 효과적인 것으로 나타났다.

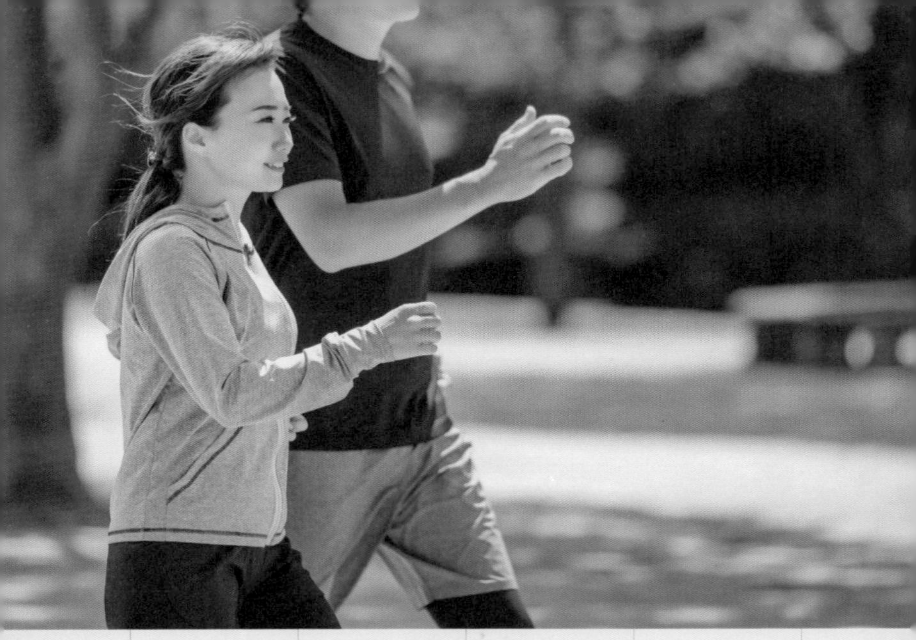

10

의사가 알려주는 몸과 마음에 가장 효과적인 '오타니식 걷기'

이것이 내 결론이다

이 책은 직접 1일 1만 보 걷기를 실천하는 내가 의사이자 의학박사의 눈으로 국내외 여러 과학 논문을 살펴보고, 걷기의 효과와 효과적으로 걷는 방법에 관한 내용을 과학적 근거를 바탕으로 정리한 책이다.

1일 1만 보 걷기가 우리 몸에 어떤 긍정적 영향을 미치는지, 어떻게 걸어야 최대 효과를 얻을 수 있을지 구체적으로 이해하기 쉽게 소개했다.

제1장은 **'1일 1만 보를 걸으면 온갖 건강 고민이 해결된다'**라는 제목으로 왜 1만 보를 걸어야 하는지, 근력 운동이나 달리기가 아닌 걷기가 좋은 이유가 무엇인지, 직장인도 걸리기 쉬운 생활습관병을 비롯한 여러 질병과 비만의 예방에 걷기가 어떤 영향을 미치는지 설명한다.

제2장에서는 **걷기가 '마음' 건강에 어떤 식으로 영향을 미치는지** 호르몬과 자율신경의 관점에서 이야기한다. '불안을 가라앉히고 싶다', '스트레스를 풀고 싶다', '요즘 우울하다'와 같은 마음의 고민을 안고 있는 독자에게 도움이 될 만한 정보로 가득하다.

제3장에서는 **걷기가 '뇌'에 미치는 효과**에 대해 다루었다. 직장인을 위한 창의적인 아이디어 발상 능력 강화부터 치매 예방 효과에 이르기까지, 폭넓은 세대에게 유익한 정보를 모았다.

덧붙여 걷기의 효과는 지속하는 힘에서 나온다. 아무리 걷기의 효과가 대단해도 운동은 꾸준히 해야 의미가 있다.

제4장에서는 **'몸과 마음에 가장 효과적인 오타니식 걷기'**라는 제목으로 구체적인 걷기 운동법과 걷기를 지속하는 노하우를 소개한다.

다시 말하지만, 걷기에 대한 견해는 매우 다양하다. '아침에 걸어야 좋다 vs 아침에는 걷지 마라', '1만 보를 걸어라 vs 1만 보를 걷지 마라'와 같이 상반된 의견을 내놓기도 한다. 그래서 나는 이 책에서 과학적 근거를 바탕으로 이러한 의문에 대한 결론을 내리고자 했다.

걷기의 효과를 머리로 이해했다면 이제 실제로 걸어 보자. 그로써 여러분의 몸과 마음이 건강해진다면 의사로서 매우 기쁠 것이다.

오타니 클리닉 원장 **오타니 요시오**

목차

제1장

1일 1만 보를 걸으면 온갖 건강 고민이 해결된다

의사가 1만 보를 권하는 이유

제2장

걸으면 불안과 우울이 사라진다

걷기로 몸과 마음의 균형을 잡자

제3장
걷기로 두뇌를 단련시킨다

창의력을 높이고 치매를 막는
걷기의 놀라운 힘

제4장

몸과 마음에 가장 효과적인 오타니식 걷기

과학적 근거를 바탕으로 최대 효과를 내는 걷기 운동법

제1장

1일 1만 보를 걸으면 온갖 건강 고민이 해결된다

의사가 1만 보를 권하는 이유

①

계속 앉아 있으면 사망 위험률이 치솟는다

세계에서 가장 오랜 시간 앉아 있는 한국인과 일본인

살이 쪘다.
건강검진 결과 '운동하세요'라는 말을 들었다.
고혈압이라 약을 먹고 있다.
몸도 마음도 왠지 모르게 상태가 좋지 않다.

많은 사람이 이런 고민을 안고 살아간다. 누구나 '몸을 움직이는 편이 좋다'는 사실은 잘 안다. 알지만, 행동으로 옮기지는 못한다. 그게 현실이다. 운동은 고사하고 일상의 대부분을 앉아서 지내는 사람도 많다. 특히 최근 몇 년간 신종 코로나바이러스의 영향으로 재택근무가 증가하면서, 출퇴근하는 수고가 줄어든 만큼 앉아 있는 시간이 늘어난 사람도 적지 않을 것이다.

오랜 시간 앉아서 일하는 사무직 종사자의 건강 문제는 이전부터 꾸준히 지적됐다. 하지만 이것은 직장인에게만 국한된 이야기가 아니다. 직업, 나이, 성별과 관계없이 현대인의 대부분은 오랜 시간을 앉아서 보낸다.

텔레비전, 스마트폰, 게임, 온라인 동영상 서비스와 같이 앉아서 즐길 거리가 넘쳐나는 편리한 시스템이 걷지 않는 세상을 만들어 낸 것일까. 나이가 들수록 텔레비전 앞에 느긋하게 앉은 채로 하루를 마무리하는 사람도 늘고 있다.

장시간 앉아 지내는 생활은 우리가 생각하는 것보다 더 많은 심각한 문제를 초래한다. 일본 교토부립의과대학교 대학원에서 6만 명을 대상으로 실시한 조사에 따르면, 앉아 있는 시간이 길수록 사망 위험도가 높았다※1. 지병이 없어도 낮 동안 앉아 있는 시간이 두 시간 늘어나면 사망 위험은 15% 증가한다. 이것만으로도 심각한데, 생활습관병을 앓고 있으면 사망 위험도는 더욱 올라간다(당뇨병 27% 증가, 고혈압 20% 증가, 이상지질혈증 18% 증가). 위협하는 것 같아 미안하지만, 지병으로 생활습관병을 앓고 고혈압약까지 복용하면서 '나 대사 증후군이야.'라며 가볍게 받아들이는 사람은 앉은 채로 죽음에 가까워지고 있는 셈이다.

호주 시드니대학교에서 실시한 연구에 따르면, 일본은 세계 20개국 가운데 '앉아서 생활하는 시간이 가장 긴 나라'다※2. 일본의 성인은 하루 평균 약 7시간, 많게는 10시간씩 앉은 채로 시간을 보낸다(보건복지부와 질병관리본부가 발표한 국민건강통계에 따르면 한국인은 평균 7.5시간을 앉아 있는다-편집자 주). 다른 나라와 비교하면, 그리 달가운 1위는 아니다.

앉아서 생활하는 시간이 가장 긴 나라

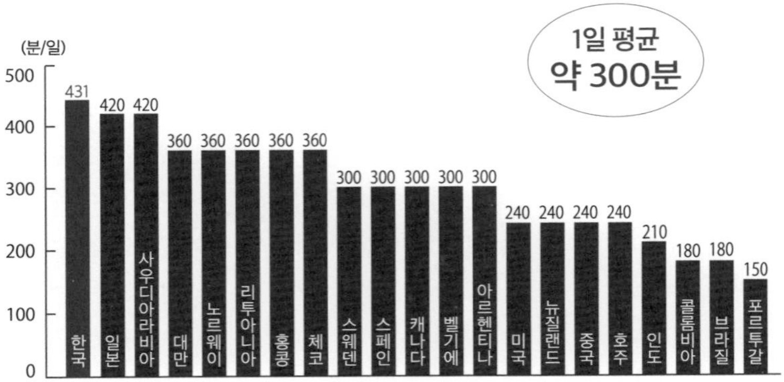

출처: Bauman A et al. The descriptive epidemiology of sitting. A 20-country comparison using the International Physical Activity Questionnaire(IPAQ). Am J Prev Med. 2011 Aug;41(2):228-35. doi: 10.1016/j.amepre.2011.05.003.을 바탕으로 작성

2

오래 앉아 있어도 운동하면 사망 위험을 낮출 수 있다

100만 명을 조사해 밝혀냈다!
몸을 움직이면 사망 위험이 50% 감소한다

'오래 앉아 있으면 건강에 해롭다'라는 주장을 뒷받침하는 과학적 근거는 또 있다. 노르웨이 오슬로에 있는 연구소에서는 13건의 연구 결과를 정리하고 분석하여 남녀 100만 명을 최대 18년 동안 관찰한 뒤 '앉아 있는 시간이 길면 사망 위험이 50% 증가한다'라는 조사 결과를 발표했다[※3]. 미국에서도 같은 내용의 보고서를 내놓았다[※4]. 연구에 따르면, 앉아 있는 시간이 하루 6시간 이상인 사람은 3시간 미만인 사람에 비해 순환기 질환, 암, 당뇨병, 신장 질환, 자살, 만성 폐쇄성 폐 질환, 흡인성 폐렴, 간 질환, 소화성 궤양 같은 소화기 질환, 파킨슨병, 알츠하이머병, 신경계 질환, 근골격계 질환으로 인해 사망할 위험이 더 크게 나타났다.

한편 장시간 앉아 있어도 높은 수준의 신체 활동을 지속하면 사망 위험이 낮아진다는 연구 결과도 보고되었다[※3]. 또한 하루 3시간 이상 앉아서 텔레비전을 보는 사람은 아무리 열심히 운동해도 사망 위험을 낮출 수 없다(당연하지만 텔레비전뿐 아니라 온라인 동영상을 보든 스마트폰을 만지작거리든 장시간 앉아 있는 경우라면 모두 마찬가지다).

따라서 평소 꾸준히 운동하는 사람이라도 앉은 채로 텔레비전이나 스마트폰을 지나치게 오래 보지 않도록 주의해야 한다. 앉아서 보내는 시간이 길수록 온갖 질병 탓에 사망할 위험이 증가한다는 사실을 이해했다면, 의자를 박차고 일어나 지금 당장 걸어 나가자.

3

왜 '근력 운동이나 달리기'가 아닌 '걷기'가 좋을까?

가벼운 운동이 몸에 이롭다는 과학적 근거

미국 애리조나주립대학교 연구팀이 평소에 하는 운동과 사망률의 관계를 조사했더니 다음 페이지의 도표와 같은 결과가 나왔다※5. 바로 '격렬한 운동이 반드시 몸에 이로운 것은 아니다'라는 사실이다. 덧붙여 일본 도호쿠대학교의 조사에 따르면, 근력 운동은 걷기와 마찬가지로 사망률, 심혈관 질환, 암, 당뇨병의 위험을 낮추지만, 근력 운동을 일주일에 130분 이상 과도하게 하면 오히려 역효과가 난다※6(단, 근력 운동 시간이 길수록 당뇨병의 위험은 낮아진다). 달리기도 '근육량 증가, 심폐 기능 강화, 스트레스 해소'에 효과적인 한편, '부상, 무릎 통증, 족저근막염'의 위험이 따른다.

격렬한 근력 운동이나 달리기로 피로가 쌓이면 면역력이 떨어지고 감염병에 걸릴 위험이 커진다. 호흡기내과 전문의로서는 간과할 수 없는 문제다. 여러 가지를 고려하면, 역시 걷기가 가장 좋은 선택이다.

어떤 운동이 수명 연장에 도움이 될까?

실험 대상자가 평소에 하던 운동

걷기	농구	달리기
배구	에어로빅	축구
자전거 타기	미식축구	스트레칭
수영	역도	테니스
계단 오르기	골프	야구

↓

사망률이 감소한 운동

걷기
에어로빅
스트레칭
역도
계단 오르기

힘들게 달리지 않고 가볍게 걷기만 해도 괜찮다

※조사 대상: 18~84세 미국인 26,727명

출처: Sheehan CM, et al. Associations of Exercise Types with All-Cause Mortality among U.S. Adults. Med Sci Sports Exerc. 2020 Dec;52(12):2554-2562.doi:10.1249/MSS.0000000000002406.을 바탕으로 작성

4

힘든 운동에는 단점이 있다

통풍이 있는 사람은 주의하자

운동은 비만과 대사 증후군을 개선한다. 이 말은 모든 건강서에 적혀 있다. 실제로 꾸준히 장거리를 달리는 운동선수의 요산 수치는 운동하지 않는 사람보다 낮은 경향을 보인다. 일본 통풍·요산핵산학회의 가이드라인에도 통풍에는 '걷기, 달리기, 자전거 타기, 사교댄스와 같은 유산소 운동을 맥박이 조금 빠르게 뛸 정도로 하면 좋다'라고 적혀 있다[※7].

단, 여기서 권장하는 것은 어디까지나 유산소 운동이다. 근력 운동이나 달리기와 같은 격렬한 운동을 하면 역효과가 날 수 있으니 주의하자. 요산 수치는 유산소 운동을 하면 감소하지만, 단시간에 격렬한 운동을 하면 상승한다. 이는 전공과 무관하게 의사라면 누구나 아는 사실이다. 다시 말하지만, 격렬한 운동은 과하면 오히려 독이 된다.

5

의사가 1일 1만 보를 권하는 이유 ①

걷기로 여분의 300kcal를 소비하면 살찌지 않는다

이미 잘 알려져 있듯이, 인간은 기초대사량보다 많이 먹으면 살찐다. 참고로 성인 남성은 하루 평균 약 2,200kcal를 섭취하고 1,900kcal를 소비한다. 즉, 평범하게 먹으면 남은 300kcal는 지방으로 쌓여 살찌고 만다.

일본 후생노동성이 주도하는 '21세기 국민 건강 만들기 운동(건강 일본 21)'에서 일주일에 2,000kcal(하루 약 300kcal) 이상 소비하는 운동을 권장하는 이유이기도 하다. 그리고 여기에 해당하는 운동이 1만 보 걷기이기 때문에 하루 1만 보를 추천한다.

여분의 300kcal는 걸어서 소비하자

2,200 kcal − **1,900 kcal** = **300 kcal**

성인 남성의 하루 평균 섭취 칼로리	하루 평균 소비 칼로리	잔여 칼로리 (걸어서 소비)

1,000보(약 10분, 600~700m) 걸을 때마다
약 30kcal 소비

↓

1만 보를 걸으면 여분의 칼로리를 소비할 수 있다!

6

의사가 1일 1만 보를 권하는 이유 ②

4,000보 걷기보다 8,000보, 1만 2,000보가 사망률을 더 큰 폭으로 낮춘다

'건강 일본 21'에 근거한 칼로리 계산으로 도출한 결론 이외에도, 내가 하루 1만 보를 권하는 이유에는 과학적 근거가 있다.

미국 국립암연구소 연구팀이 40세 이상의 남녀 5,000명을 대상으로 '하루 걸음 수와 사망률의 관계'를 조사한 결과, 하루 4,000보를 걷는 사람에 비해 2,000보를 걷는 사람의 사망률이 높게 나타났다. 그뿐 아니라 하루 4,000보를 걷는 사람보다 8,000보, 1만 2,000보를 걷는 사람의 사망률이 더 낮다는 사실도 알아냈다※8. 즉 걷지 않으면 사망 위험은 커지고 걸으면 사망률은 낮아진다.

참고로 사망률이 낮아지는 최고점은 약 1만 5,000보로, 그보다 많이 걸어도 사망률은 크게 달라지지 않는다. 그리고 1만 보와 1만 5,000보 사이의 사망률에도 큰 차이는 없다. 그래서 한눈에 파악하기 쉽도록 '1일 1만 보'를 권장하는 것이다.

걸음 수가 많을수록 사망률은 낮아진다

[하루 평균 걸음 수와 사망률의 관계]

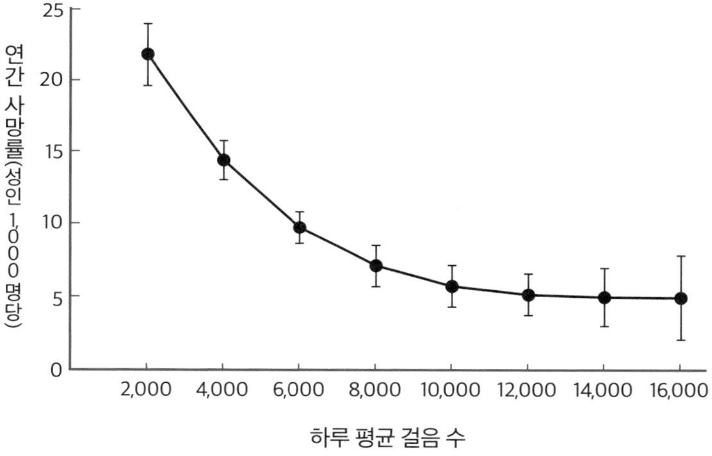

※40세 이상(평균 연령 56.8세)의 남녀 4,840명을 약 10년간 조사

하루 8,000보 걷는 사람의 사망률은 4,000보 걷는 사람의 절반이다
하루 4,000보 걷는 사람에 비해 2,000보 걷는 사람의 사망률이 더 높다
하루 4,000보 걷는 사람보다 8,000보, 1만 2,000보 걷는 사람의 사망률이 더 낮다

하루 평균 걸음 수가 많을수록 사망률은 낮다
(단, 걸음 수가 1만 보 이상인 경우에는 사망률에 큰 차이가 없다)

출처: Saint-Maurice PF, et al. Association of Daily Step Count and Step Intensity With Mortality Among US Adults. JAMA. 2020 Mar 24;323(12):1151-1160. doi:10.1001/jama.2020.1382.를 바탕으로 작성

7

노년층은 하루에 8,000보를 걷는 편이 나을까?

건강하다면 누구든 1만 보를 목표로 걷자

'1만 보를 걸으라고? 8,000보를 걸어야 좋다던데.'

평소 걷기에 관심이 있던 독자라면 이런 의문이 들 수도 있다. 몇 걸음을 걸어야 좋은지에 대한 의견은 다양하며, 그중에는 8,000보를 권장하는 의견도 있다. 다만 8,000보는 65세 이상의 고령자를 위한 기준으로 보인다. 대사 증후군 예방과 스트레스 해소를 바라는 한창 일할 세대의 목표는 아니다. 앞서 소개한 '건강 일본 21'에도 20~64세가 목표 삼아야 할 하루의 걸음 수는 '남성 9,000보, 여성 8,500보'라고 적혀 있다.

게다가 인생 100세 시대인 오늘날, '65세부터는 고령자'라고 단정 짓는 것에 위화감이 든다. 의사로서 매일 여러 환자를 진료하다 보면 체력은 개인차가 매우 크다는 사실을 더욱 실감한다. 그렇기에 '실제 나이가 곧 신체 나이'라고는 단언할 수 없다. 그러니 60대 이상이어도 체력에 자신이 있다면 '하루 1만 보'를 목표 삼아도 괜찮다는 것이 지금의 내 견해다.

평균수명과는 별개로 건강한 상태로 지내는 나이를 건강수명이라고 하는데, 보통 평균수명에서 10을 뺀 나이로 본다. 2019년 일본 후생노동성이 발표한 자료에 따르면, 남성의 건강수명은 73세, 여성은 75세로 알려져 있다. 이 정도로 고령화가 진행되면 '병상에 누워만 지내도 좋으니 하루라도 오래 살고 싶다'라고 생각하는 사람은 많지 않을 것이다. 건강수명을 조금이라도 더 늘리고 싶은 사람, 70대 이후에도 한층 건강하게 살고 싶은 사람은 자신의 지병이나 체력을 고려하는 선에서 조금이라도 더 많이 걷기를 바란다. 참고로 1만 보를 한 번에 몰아서 걸을 필요는 없다. '아침에 3,000보, 점심에 3,000보, 저녁에 4,000보'로 합산하여 총 1만 보를 걸으면 된다.

더 자세한 이야기는 제4장에서 하겠다. 우선은 1일 1만 보를 목표로 꾸준히 걷는 것이 중요하다.

8

걷기와 무릎 통증은 관계없다

유명 의학지에서 부정한
무릎 통증과 걷기의 인과관계

대표적 유산소 운동이라 할 수 있는 걷기의 장점은 매우 많지만, 특별히 언급할 만한 단점이 없다는 사실도 주목해야 할 장점이다. 이 점을 대수롭지 않게 여겨서는 안 된다. 왜냐하면 건강법은 습관으로 자리 잡아야 의미가 있는데, 그러려면 꾸준히 오래 할 수 있어야 하므로 단점이 없는 것은 매우 큰 장점이다.

걷기로 인한 무릎 통증을 염려하는 사람도 적지 않겠지만, 세계적으로 유명한 의학잡지에 '걷기와 무릎관절염의 인과관계는 인정되지 않는다'라는 내용의 연구 결과가 실려 있다[※9]. 근력 운동이나 달리기에 비해 체력과 운동 능력을 요구하지 않는 점도 걷기의 매력이다. 사교댄스는 엄두가 나지 않을 수 있지만 어려워서 못 걷겠다는 사람은 드물 것이다. 대사 증후군으로 고민하는 사람이든 고령자든 바쁜 직장인이든, 단순히 걷는 것뿐이라면 누구나 손쉽게 해낼 수 있다. 걷기만 해도 건강해질 수 있다니 얼마나 반가운 소식인가! 이는 내가 직접 실감한 사실이다.

예전에 나는 건강을 유지하고 스트레스를 해소하는 방법으로 수영을 택했었다. 꽤 오랜 세월 진료를 마치고 나면 습관적으로 스포츠센터에 가서 수영을 했다. 연구와 집필뿐 아니라 방송국에서 의뢰받은 건강 프로그램 기획안까지, 수영하면서 이것들에 대한 아이디어를 구상하는 일도 많았다. 그런데 신종 코로나바이러스 감염증 발생 이후 3년 동안 환자가 급증하는 바람에 하루 12시간 넘게 진료실에 앉아서 보내는 나날이 계속되었다. 집에 가면 녹초가 되었고 슬프게도 너무 바쁜 탓에 몸과 마음이 너덜너덜해졌으며 몸무게도 늘었다.

그래서 달리기를 시작했는데, 50대라는 나이 탓인지 체력적으로 꽤 힘들었다. 고민하다가 여러 운동 중 이른바 소거법(연립방정식 기법의 하나로 미지수의 개수를 줄여나가는 방법)으로 걷기를 선택했는데, 이것이 꽤 놀라운 효과를 불러왔다. 매일 아침, 점심, 저녁으로 틈틈이 걸었더니 몸무게가 줄고 컨디션도 좋아졌다. 그런데 나는 의사이자 논문 마니아다. 내 경험만으로 '걷기가 최고의 건강법이다!'라고 단언할 수는 없다. 그래서 과학적 근거를 찾으려고 논문을 살펴보았더니, 엄격한 동료 심사를 거친다고 알려진 권위 있는 학술지 《란셋(The Lancet)》에도 걷기의 효과가 실려 있어 다시 한번 그 효과에 감탄했다.

계속해서 여러 논문을 바탕으로 여러분이 안고 있는 다양한 고민에 걷기가 어떤 영향을 미치는지 그 효과를 하나씩 소개하겠다.

걷기의 효과 ①

비만을 개선한다

한 번에 몰아서 걷기보다 틈틈이 자주 걷는 편이 살이 더 잘 빠진다

'살을 빼면 건강해지는 것은 당연하고, 살을 빼려면 근력 운동을 하는 편이 좋다'라는 얘기를 들어본 적이 있을 것이다. 근력 운동은 한때의 유행에서 이제 일상적인 운동으로 자리 잡았다. 걷기와 같은 유산소 운동으로는 근육이 잘 붙지 않는다는 의견도 있다. 아름답고 탄탄한 몸만들기와 근육 키우기가 목표라면 확실히 걷기처럼 부하가 낮은 운동보다는 근력 운동이 낫다. 대둔근, 대퇴사두근, 종아리 가자미근과 같은 큰 근육이 집중된 하체를 단련하려면 걷기로는 강도가 부족한 것이 사실이다.

하지만 우람한 근육은 있으면 좋지만 없어도 그만이다. 나처럼 바빠서 운동 부족 상태인 데다가 젊다고 보기 어려운 사람, 혹은 살쪄서 배가 나왔거나 건강이 염려되는 성인에게는 근력 운동 이전에 내장지방을 줄이는 유산소 운동, 즉 걷기를 권하고 싶다.

성인에게 낯설지 않은 질병이 바로 대사 증후군이다. 대사 증후군은 배가 불룩하게 나오는 내장지방형 비만을 계기로 '중성 지방과 콜레스테롤 증가 → 고혈압, 고혈당, 이상지질혈증 초래 → 동맥경화로 인한 심근경색이나 뇌경색 발병'에 이르게 하는 골치 아픈 병이다. 내장지방은 치매 위험과도 관련이 있으므로 각별한 주의가 필요하다(자세한 설명은 제3장 참고※10).

대사 증후군인 데다가 내장지방이 많으면 혈당을 낮추는 인슐린 기능이 저하되어 혈당이 높아진다. 혈당이 높으면 혈관이 손상되어 심장 질환, 투석, 실명, 다리 절단의 위험이 커질 뿐 아니라 이유 없이 의욕을 잃는 등 정신 건강에도 악영향을 미친다.

21세기를 살아가는 현대인들은 좋아하는 음식을 평범한 정도로만 먹어도 당 섭취가 과다해지기 쉽다. 예를 들어, 집중력을 높이기 위한 에너지 드링크나 가끔 즐기는 한정판 프라푸치노와 같은 음료도 혈당을 높이는 요인이다. 그런 우리의 혈당을 낮추는 데 효과적인 것이 유산소 운동인 걷기다. 유산소 운동은 당질과 우리 몸에 가득 쌓인 내장지방을 태워 에너지로 바꾸는 힘을 지녔다.

다음 페이지의 도표는 뉴질랜드 오타고대학교에서 18세에서 40세 사이의 당뇨병이나 고혈압 환자가 아닌 사람을 대상으로 걷기와 혈당의 관계를 알아본 조사다[※11]. 이 조사에 따르면, '30분마다 100초씩 자주 걷는 그룹'에서 혈당이 가장 큰 폭으로 낮아졌다. 즉, 30분에 한 번씩 1분 30초 정도만 걸으면 혈당이 낮아져 비만을 예방할 수 있다. 무심코 단 음식이나 탄수화물에 손이 가는 사람에게는 매우 반가운 소식이다.

체질량지수(BMI)가 25 이하이면 확실히 혈당은 낮아진다고 알려져 있으니, 살을 빼야 할 것 같은 상태라면 틈나는 대로 부지런히 걷기 바란다.

자주 걸으면 살이 잘 찌지 않는다

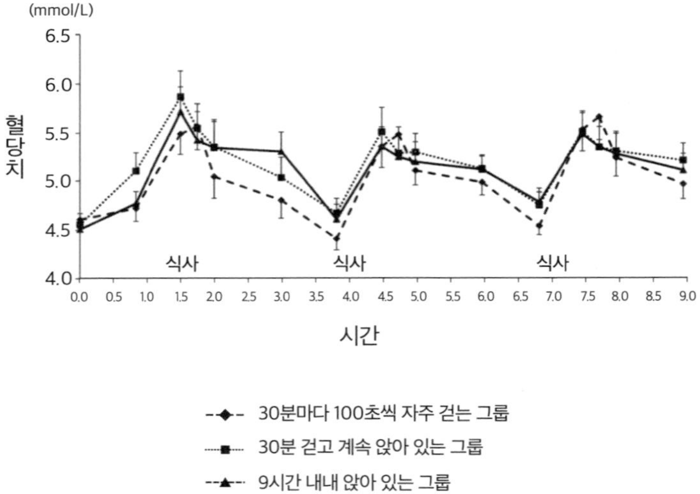

한 번에 몰아서 걷기보다 틈틈이 자주 걷는 편이 혈당을 낮춰 비만을 예방할 수 있다

출처: Peddie MC, et al. Breaking prolonged sitting reduces postprandial glycemia in healthy, normal-weight adults: a randomized crossover trial. Am J Clin Nutr. 2013 Aug;98 (2):358-66. doi: 10.3945/ajcn.112.051763. Epub 2013 Jun 26.을 바탕으로 작성

걷기의 효과 ②

심장에 쌓인 지방이 빠진다

이소성 지방도 걸으면 물리칠 수 있다

내장지방과 혼동하기 쉬운 것이 이소성 지방이다. 이는 심장, 간, 골격근처럼 원래라면 없어야 할 곳에 쌓인 지방을 일컫는다. 특히 심장 주변에 붙은 이소성 지방을 일본 미디어에서는 '에일리언 지방'(에일리언 지방: 심장에 기생하듯 달라붙어 생명을 앗아가는 지방이란 의미로, 영화 '에일리언'에 등장하는 외계 생명체를 이르는 말에서 따온 별칭이다-옮긴이 주)이라고 부른다.

이소성 지방은 심장 주변의 관상 동맥을 손상해 심근경색이나 심부전을 일으키는 무서운 지방이다※12. 언젠가 한 텔레비전 방송에서 출연진의 신체 단면을 촬영한 MRI 결과를 공개한 적이 있다. 그런데 한 출연자의 심장이 그야말로 '에일리언'에 침략당한 듯 보여, 이소성 지방이 그만큼 흔한 건강 위협 요인이라는 사실을 다시 한번 느꼈다.

이소성 지방이 근육에 쌓이면 고깃집에서 맛있게 구워 먹는 마블링이 화려한 고기와 비슷해진다. 이것이 간에 쌓이면 푸아그라, 즉 지방간이 된다. 지방간이 악화되면 간경화증, 비알코올 지방간염, 간암으로 발전할 위험이 커지고 생활습관병을 초래할 수도 있다. 이처럼 자각 증상이 없는데도 어느새 간이나 심장에 차곡차곡 쌓여서, 질병 수준에 그치지 않고 사망에 이르게 만드는 무시무시한 것이 이소성 지방이다. 다만 지방간은 식사 요법과 운동 요법을 실천하면 확실히 줄어든다.

이를 위한 첫 번째 운동이 걷기다. 운동으로 간 기능 수치가 개선되었다는 데이터는 산더미처럼 많은데, 그중에서도 간 분야 전문의가 가장 먼저 권하는 운동은 걷기다. 걷기는 심장에 쌓인 불필요한 지방을 없애는 데도 효과적이다. 따라서 걸으면 심장 질환의 발병 위험을 낮출 수 있다.

피하 지방, 내장지방, 이소성 지방 가운데 피하 지방이 가장 빼기 어렵다. 그래서인지 대부분 피하 지방을 가장 많이 신경 쓴다. 하지만 실제로는 내장지방과 이소성 지방이 훨씬 무서운 적이다. 그렇지만 이 두 가지 지방은 걷기만 해도 빠지는 성질이 있다. 그러니 꾸준히 걸어서 '에일리언'을 물리치자.

걷기의 효과 ③

근감소성 비만을 예방한다

자신도 모르는 사이에 근육이 감소하는 근감소성 비만도 걸으면 막을 수 있다

지방과 근육 관련 질환 중 하나 더 알아두면 좋은 것이 '근감소성 비만'이다. 이는 자신도 모르는 사이에 지방이 늘고 근육이 줄어드는 비만으로 신체 기능의 저하, 골절, 와병뿐 아니라 최근 자주 언급되는 노쇠(고령자의 허약)로도 이어질 수 있다[※13]. 근감소성 비만이 되면 암으로 인한 사망률이 높아지고 심혈관 질환 위험뿐 아니라 수술 시 사망 위험도 커진다고 하니 결코 유쾌한 일은 아니다. 하지만 포기하기엔 이르다.

《근감소성 비만 진료 가이드라인(サルコペニア診療ガイドライン)》에 실린 일본인 3,600명을 대상으로 10년에 걸쳐 조사한 연구 결과를 확인해 보았더니, 걸음 수가 많을수록 근감소증 발병 위험이 낮은 것으로 나타났다[※13※14]. 걸음 수가 1,000보 늘어날 때마다 근감소증의 위험이

확실하게 감소한다는 사실도 밝혀졌다. 근육량이 줄어 근감소증에 걸리고 그로 인해 병상에 누운 채로 노후를 맞이하고 싶지 않다면 지금부터라도 걷기 시작하자.

걷기의 효과 ④

감염증의 중증화 위험을 낮춘다

매주 150분씩 운동하면 감염증의 예후 개선에 도움이 된다

신종 코로나바이러스 감염증의 대유행으로 의료 현장에서 두려워한 것은 '감염' 그 자체보다는 '중증화'였다. 평소 지병을 앓았거나 고령이었던 저명인사가 코로나19로 세상을 떠난 슬픈 일이 여전히 기억에 생생하다. 앞으로 '위드 코로나' 시대에 접어들어도 변이 바이러스는 등장할 것이다. 그렇기에 감염 예방과 중증화율 감소가 중요하다.

미국에서 신종 코로나바이러스 환자와 운동 습관의 관계를 알아보기 위해 감염 환자들 중 평균 나이 47세 남녀 약 4만 8,400명을 운동 빈도에 따라 세 개 그룹으로 나누어 조사했다[※15]. 그 결과 거의 운동하지 않는 사람은 자주 운동하는 사람이나 중간 빈도로 운동하는 사람에 비해 입원 및 사망의 위험이 큰 것으로 나타났다. 즉, 걷기는 감염증의 중증화를 피하는 데도 도움이 된다.

신종 코로나바이러스와 운동 습관의 관계

[조사]

신종 코로나바이러스에 감염된 18세 이상의 남녀 48,440명(평균 나이 47.5세, 여성 61.9%)을 아래의 세 개 그룹으로 나누어 비교 조사한다.

	운동 시간	
거의 운동하지 않는 그룹	**0~10분**/주	**14.4 %**
중간 빈도로 운동하는 그룹	**11~149분**/주	**79.2 %**
자주 운동하는 그룹	**150분**/주 이상	**6.4 %**

[결과]

거의 운동하지 않는 그룹은 자주 운동하는 그룹이나 중간 빈도로 운동하는 그룹에 비해 입원, 중환자실(ICU) 입원, 사망 위험률이 높았다.

주 150분 이상의 운동 시간이 신종 코로나바이러스 환자의 예후를 개선했을 가능성이 있다

출처: Sallis R, et al. Physical inactivity is associated with a higher risk for severe COVID-19 outcomes: a study in 48 440 adult patients. Br J Sports Med 2021 Oct;55(19):1099-1105. doi: 10.1136/bjsports-2021-104080. Epub 2021 Apr 13.을 바탕으로 작성

걷기의 효과 ⑤

고혈압을 개선한다

걸어서 살이 빠지면 혈압약을 줄일 수 있다

일본 내 고혈압성 질환 환자 수는 1,503만 명이다(우리나라는 약 720만 명-편집자 주). 고혈압의 원인은 매우 다양하다. 구체적으로는 염분 과잉 섭취, 비만, 흡연, 과음, 운동 부족, 스트레스 외에도 노화와 유전 등 복합적인 요소가 관여한다. 갑상샘과 부신의 호르몬 문제로 발생하는 질환이나 수면 무호흡 증후군도 고혈압을 유발한다.

비만으로 혈압이 높아져 약을 먹는 경우라면, '몸무게를 1kg 감량하면 혈압은 1mmHg 떨어진다', '4~5kg 감량하면 강압 효과를 볼 수 있다'와 같은 연구 결과[※16]에 주목할 필요가 있다. 비만한 편이고 혈압이 높다면 우선 꾸준한 걷기 운동으로 감량해야 한다. 고혈압 환자는 체중 감량에만 성공해도 복용할 혈압약의 종류를 줄일 수 있다.

건강검진에서 고혈압을 진단받아도 많은 이들이 혈압약을 바로 복용하고 싶어 하지 않는다. 나는 그런 환자에게 저염식과 함께 걷기를 처방한다. 두통이나 어지럼증 같은 자각 증상이 있는 경우라면 조기 약물 치료를 검토하지만, 자각 증상이 없다면 우선은 저염식과 걷기로 체중을 감량하라고 권하고 그래도 혈압이 떨어지지 않으면 상담 후 혈압약을 처방한다.

혈압이 높은 사람이 격렬한 운동을 하면 혈압이 더욱 상승할 위험이 있다. 하지만 걷기는 고혈압 치료 가이드라인에도 실려 있는 안전한 운동 요법이므로 모두에게 권장한다[※17].

걷기의 효과 ⑥

당뇨병 치료에 효과적이다

식사 요법과 운동을 병행하면 당뇨병은 확실히 개선된다

일본 내 예비 당뇨병 환자는 1,370만 명으로 알려져 있다. 당뇨병은 실명, 심장 질환, 신부전, 다리 절단과 같은 위중한 증상을 초래하는 무서운 질병이다. 2019년 일본 국민건강영양조사에 따르면, 과거에 당뇨병을 치료한 적이 있거나 혈액 검사 지표인 당화혈색소(HbA1c) 수치가 6.5 이상인 사람은 당뇨병으로 진단받을 가능성이 크다. 일본에는 여기에 해당하는 사람이 20세 이상에서 남성 19.7%, 여성 10.8%인 것으로 알려져 있다.

당뇨병은 제1형과 제2형으로 나뉘는데, 그중 흔한 것이 인슐린 분비가 적거나 인슐린이 제대로 기능하지 못해 생기는 제2형 당뇨병이다. 이는 유전적 요인에 '과식, 운동 부족, 비만'이 겹쳐서 발병한다.

걷기는 당뇨병과 같은 만성 질환에도 효과가 있다. 미국 샌디에이고의 캘리포니아대학교에서 고령의 여성 약 5,000명을 대상으로 조사※18한 결과에 따르면, 하루 걸음 수가 2,000보 늘어나면 당뇨병 발병 위험이 12% 낮아졌다. 그뿐 아니라 살짝 땀이 날 정도의 속도로 걸으면 당뇨병 발병 위험이 14%나 낮아지는 것으로 나타났다.

당뇨병 치료에는 일반적으로 식사 요법과 운동 요법을 병행한다. 일본 준텐도대학교의 조사※19에 따르면, '식사 요법과 운동 요법을 병행한 그룹'에서는 근육에 쌓인 이소성 지방이 19% 감소하고 인슐린 감수성은 57% 증가하는 개선을 보였다. 한편 '식사 요법만 시행한 그룹'에서는 근육 내 이소성 지방과 인슐린 감수성 수치에 변화가 없었다. 이 연구는 운동이 당뇨병에 얼마나 큰 영향을 미치는지를 보여 준다. 걷기가 무시무시한 이소성 지방을 없애는 데 효과적이라는 사실을 뒷받침하는 논문이기도 하다.

대학병원에서 근무하던 시절, 점심시간에 당뇨병 환자들이 산책하는 모습을 자주 보았던 기억이 난다. 아마도 "식후에는 걸으세요."라는 의사의 지시가 있었던 게 아닐까 싶다. 내가 본 장면 역시 식사 요법과 운동 요법을 함께 실천하는 모습이었던 것이다.

걷기의 효과 ⑦

신장 질환의 진행을 늦춘다

식단 조절과 투석 이외에도 스스로 할 수 있는 일이 있다

여러 종류의 만성 질환이 있지만, 당뇨병만큼이나 많은 사람을 힘들게 하는 병이 바로 만성 신부전이다.

"유감스럽게도 신장을 건강하게 되돌리는 약은 없습니다. 저염식을 하고 단백질을 제한해 신장의 부담을 덜어주는 방법뿐입니다."

신장내과를 찾은 환자라면 기본적으로 듣게 되는 설명이다. 아마 이렇게 말하는 의사도 마음이 편치는 않을 것이다. 음식이 싱거운 데다 고기와 생선까지 제한하면 맛있게 먹을 수 있는 음식이 많지 않기 때문이다.

만성 신부전 환자는 일본 성인의 13% 정도로 대략 1,330만 명이며, 65세 이상 고령자에서는 남성이 약 30%, 여성이 약 40%에 달한다. 중증으로 진행되어 투석을 받는 환자는 약 30만 명이다. 이는 고령자 100명 중 1명에 해당하는 수치이니 결코 남의 일이 아니다.

신장은 혈액에서 우리 몸에 해롭거나 불필요한 노폐물을 걸러 깨끗한 상태로 되돌려 놓는 역할을 하는데, 신장 질환에 걸리면 이 기능이 약해진다. 신장 질환을 일으키는 주요 원인은 노화, 고혈압, 당뇨병이다. 그런데 비만, 대사 증후군, 이상지질혈증이라는 익숙한 3종 세트가 이것에 영향을 미친다.

현재로써 신장 질환은 치료제도 한정되어 있고 오랫동안 '식단을 조절해도 악화되면 투석밖에 없다', '노화로 인한 기능 저하이니 별수 없다'라는 인식이 강했다. 그런데 극히 최근 들어 '운동으로 신장 기능 저하를 예방할 수 있다'라는 내용의 희망적인 연구 결과가 나왔다.

미국에서 실시한 조사※20에 따르면, 고령자를 '걷기 운동하는 그룹'과 '운동하지 않는 그룹'으로 나누어 관찰했더니 '걷기 운동하는 그룹'의 신장 기능 저하가 완만하게 나타났다고 한다. 나이가 들수록 신장 기능은 약해지므로 극적인 개선은 어렵겠지만, '걷기 덕분에 신장 기능 저하가 완만해졌다'라는 결과 자체만으로도 획기적인 일이다. 나는 논문을 읽으면서 매우 큰 기쁨을 느꼈다.

일본에서는 3명 중 1명이 노화로 인한 신장 질환에 걸린다. 몇 살이 되든 맛있는 음식을 먹을 수 있도록 젊을 때부터 열심히 걸어 두자.

걷기의 효과 ⑧

심근경색과 뇌졸중을 예방한다

걷기로 3대 사망 원인을 물리치자

일본 후생노동성에서 발표한 2022년 인구 통계 자료집에 따르면,

일본인의 사망 원인 1위는 악성신생물(암), 2위는 심근경색을 비롯한 심장 질환이다. 4위는 뇌혈관 질환으로, 흔히 뇌졸중이라고 일컫는데 이중 혈관이 막히는 병이 뇌경색, 혈관이 터지는 병이 뇌출혈과 지주막하출혈이다. 심근경색과 뇌졸중은 모두 혈관이 손상되어 생기는 병이다. 사망 원인 3위는 노환이므로 실질적으로 위의 세 가지가 상위 3대 사망 원인이라 할 수 있다(통계청에서 발표한 '2022년 사망원인결과 통계'에 따르면, 우리나라 10대 사망 원인은 악성신생물(암), 심장 질환, 코로나19, 폐렴, 뇌혈관 질환, 고의적 자해(자살), 알츠하이머병, 당뇨병, 고혈압성 질환, 간 질환 순이다-옮긴이 주).

심근경색과 뇌졸중은 단순히 말하면 단단한 고무호스처럼 생긴 혈관 내벽에 나쁜 콜레스테롤로 알려진 LDL 콜레스테롤과 같은 질척한 노폐물이 들러붙어 그로 인해 혈관이 좁아지고 혈류가 차단되는 동맥경화가 일어나면서 발병한다. 좁고 탄력을 잃은 혈관에 급격하게 많은 양의 혈액이 지나가면 혈압이 올라 고혈압이 생긴다. 이 문제를 해결하기 위해 일본에서는 약 993만 명이 혈압약을 복용한다.

동맥경화를 일으키는 주요 원인은 일반적으로 고혈압, 당뇨병, 이상지질혈증, 흡연으로 알려져 있다. 그런데 사실 전자와 후자는 '닭이 먼저냐, 달걀이 먼저냐'와 같은 관계라서, 혈관이 건강해지면 주요 원인 질환의 약 복용량을 줄이거나 발병 자체를 막을 수 있다.

'고혈압이나 동맥경화가 생기면 약물을 복용해야 한다'라고 단호하게 말하는 사람도 있다. 확실히 일단 좁아진 혈관은 원래대로 되돌릴 수 없으므로 의사는 혈압약을 처방한다. 다만 혈압약은 일시적으로 증상을 완화하는 대증요법의 일환이고, 나이가 들어 다른 질병이 생기면 약을 추가로 먹어야 하므로 약물 병용 문제나 부작용의 위험이 따른다. 그래서 약물 치료 이외에 '식사 제한, 저염식, 걷기'라는 세 가지 방안을 제안한다. 하지만 세상에는 맛있는 음식이 너무 많아서 식이 제한을 실천하기도 쉽지 않다. 실제로 무심코 먹어 버린 뒤에 후회하는 사람도 많을 것이다.

저염에 대해서도 2020년에 일본 후생노동성은 '하루에 남성 7.5g 미만, 여성 6.5g 미만'을 목표로 내세웠다. 하지만 식단 특성상 일본인은 원래 염분 섭취량이 많은 편이다. 의식적으로 '된장국은 건더기만 먹고 국물은 남긴다'와 같은 노력은 하지만, 대다수는 완벽하게 지키지 못한다. 이러한 현실을 고려하면 '식사 제한, 저염식, 걷기' 가운데 가장 꾸준히 실천하기 쉬운 방안은 걷기라는 결론이 나온다.

이탈리아의 한 연구팀이 65세 이상(평균 75세)의 고령자 약 3,000명을 대략 20년에 걸쳐 심근경색 등의 심장 발작과 운동의 관계를 관찰하였는데※21, 그중 무려 약 1,000명이 심근경색이나 뇌졸중 증세를 보였다. 그런데 하루 20분 이상 걷기 같은 가벼운 운동과 근력 운동이나 수영 같은 격렬한 운동을 병행한 사람은 심장 발작이나 뇌졸중의 발생률뿐 아니라 사망률도 낮았다.

미국 캘리포니아공과대학교는 '다이어트에 성공한 이후 요요 현상을 겪지 않은 사람은 앉아 있는 시간이 짧다'라는 내용의 연구 결과를 발표했다※22. 다이어트에 성공한 이후 3년 이상 몸무게를 유지한 사람은 그렇지 않은 사람보다 앉아 있는 시간이 3시간 짧았고, 컴퓨터를 사용하거나 게임을 하는 시간도 1시간 짧았다.

운동하면 앉아 있는 시간이 짧아져 몸무게가 줄고, 몸무게가 줄면 혈압이 내려가고, 혈압이 내려가면 심근경색과 뇌졸중을 막을 수 있다. 이러한 선순환은 그 무엇보다도 질병의 예방에 도움이 된다.

약물 치료를 받지는 않지만, 비만이 우려되거나 건강이 염려된다면 혈관을 위해서라도 걸으라고 말하고 싶다. 만약 흡연자라면 금연이 우선이지만, 스웨덴의 한 조사에 따르면 50세 이상이 가벼운 운동을 하면 금연했을 때만큼 사망 위험을 낮추는 효과가 있다고 한다. 여러분이 결단을 내리는 데 참고가 되길 바란다.

걷기의 효과 ⑨

폐렴 위험을 낮춘다

사망 원인 4위! 폐렴 발병은 50대부터

미국 노스캐롤라이나주 애팔래치안주립대학교의 연구팀은 격렬한 운동이 면역력을 떨어뜨리고 가벼운 운동이 면역력을 높인다고 보고했다[※24]. 캘리포니아주의 로마린다대학교에서는 걷기 운동을 하는 사람은 감기에 걸려도 빨리 회복한다는 내용의 보고서를 발표했다[※25].

미국에서는 예전부터 초기 감기에는 유산소 운동을 권장해 왔는데, 유산소 운동으로 면역력을 높이면 감기에 잘 걸리지 않고 폐렴도 예방할 수 있다.

실은 일본인의 사망 원인 5위가 폐렴, 6위가 흡인성 폐렴이다. 이 두 가지를 합치면 폐렴은 일본인의 사망 원인 4위가 된다.

폐렴은 세균이나 바이러스가 폐에 침투해 염증을 일으키는 질병이다. 세균과 바이러스라는 적은 언제나 인간 가까이에 존재하지만, 보통은 코, 입, 후두에서 물리치고 거기서 안 되면 기도와 기관지에서 막아 낸다. 그런데 면역력이 약해졌거나 감기 또는 독감으로 면역 체계가 손상되면 코, 입, 후두에서 세균과 바이러스를 쫓아내지 못하고, 결국 '폐라는 성'이 함락되면서 폐렴에 걸린다. 고령자의 경우 폐렴에 걸리면 사망에 이를 수 있으므로 예방에 각별히 신경 써야 한다.

일본 홋카이도대학교의 연구팀이 12년에 걸쳐 65세에서 79세 사이의 일본인 2만 2,300명을 대상으로 연구를 진행했다. 그중 폐렴으로 사망한 1,200명과 걷기의 관계를 조사한 결과※26, 하루에 1시간 이상 걷는 사람은 폐렴으로 사망할 위험이 낮게 나타났다. 반면 하루에 30분 미만으로 걷는 사람은 심근경색이나 뇌졸중의 병력이 없어도 폐렴으로 사망할 위험이 33%나 높아졌다.

영국의 한 연구팀이 신체 활동과 폐렴 발병 위험에 관한 논문 10건에 담긴 총 104만 명의 데이터를 분석해 《게로 사이언스(Gero Science)》라는 미국 학술지에 발표했다※27. 이에 따르면, 평소 운동 습관이 있고 운동량이 많은 사람은 운동량이 적은 사람보다 폐렴 발병 위험률이 31% 낮았고 폐렴 관련 사망률도 36% 낮게 나타났다.

고령자의 경우 침이나 음식물이 잘못해서 기도로 들어가면 심한 기침으로 끝나지 않고, 이물질에 붙은 세균이 폐로 들어가 염증을 일으키는 '흡인성 폐렴'에 걸리기 쉽다. 양치질에 소홀하거나 잇몸에 염증이 생기면 입안이 세균투성이가 되는데 나이가 들면 삼키는 힘까지 약해지므로 고령자는 흡인성 폐렴의 위험에 쉽게 노출된다. 그래서 흡인성 폐렴은 '건강수명의 가장 큰 적'으로 불린다.

흡인성 폐렴에 걸리면 다음과 같은 악순환에 빠지기 쉽다. 폐렴으로 입원하면 병상에 누워 지내는 시간이 길어져 체력이 점점 약해지고, 그로 인해 혼자 일어나고 이동하고 식사하는 일상적 동작을 할 수 없게 되면서 온몸의 기능이 쇠약해져 한층 더 몸을 움직이기 어려워진다. 삼키는 힘도 약해져 다시 폐렴에 걸리고 결국 재입원하여 위의 과정을 반복한다.

그러니 '그까짓 폐렴'이라며 얕보지 말고, 병상에 드러눕지 않기 위해서라도 하루에 1시간 이상 걷기 바란다.

폐렴이 초래하는 악순환

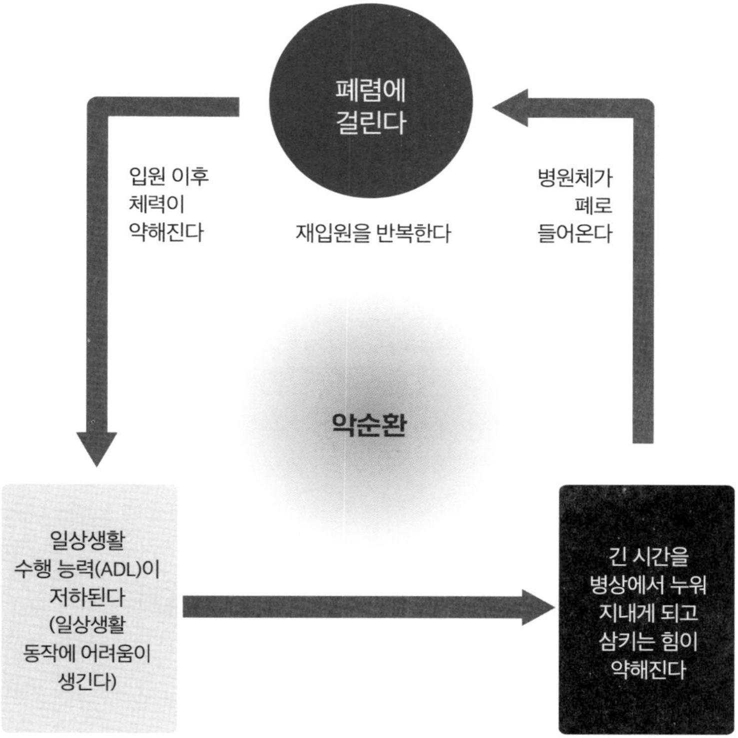
폐렴에
걸린다
입원 이후
체력이
약해진다
재입원을 반복한다
병원체가
폐로
들어온다
악순환
일상생활
수행 능력(ADL)이
저하된다
(일상생활
동작에 어려움이
생긴다)
긴 시간을
병상에서 누워
지내게 되고
삼키는 힘이
약해진다

일본 호흡기학회의 진료 가이드라인을 보면 흡인성 폐렴을 예방하는 첫 번째 방법은 폐렴 구균 백신 접종, 두 번째는 구강 관리라고 적혀 있다. 그런데 의사가 관여하지 않아도 폐렴을 예방할 수 있는 세 번째 방법이 있다. 바로 걷기를 비롯한 운동이다.

사실 흡인성 폐렴은 50대부터 발병하기 시작한다※28. 결코 고령자만의 질병이 아니다. 60대부터 발병률이 더욱 급증하지만, 한창 일할 세대에게도 폐렴은 남의 일이 아니다. 특히 위드 코로나 시대이니만큼 폐렴에 대비해 꾸준히 걷는 습관을 들여두길 바란다.

걷기의 효과 ⑩

13가지 암을 예방한다

암 발병 위험을 낮추는 걷기의 경이로운 효과

미국과 유럽의 18만 7,000건에 달하는 암 관련 사례를 다룬 '암과 신체 활동에 관한 대규모 조사※29'가 있다. 19세에서 98세(평균 연령 59세) 사이의 남녀 144만 명을 대상으로 실시한 조사에 따르면, 운동을 하자 유방암과 방광암을 비롯한 13종의 암 발병 위험이 낮아졌다. 그 중 대장암은 걷기로 예방할 수 있고 꾸준히 걸은 사람은 예후도 좋았다. 덴마크에서 50세에서 64세 사이의 암 병력이 없는 5만 5,000명을 대상으로 조사※30하던 중, 걷기로 대장암 발병을 예방할 수 있다는 가능성을 발견했다.

이 조사에서는 참가자를 ①운동, ②허리둘레, ③흡연, ④음주, ⑤식생활이라는 다섯 가지 생활 방식 지수로 분류해 약 10년 동안 관찰하였는데, 이들 중 680명이 대장암에 걸렸다. 그런데 참가자들의 대장암 예방률을 비교해 보니 다섯 가지 지수 가운데, 하나라도 건강을 위해 권장하는 최적의 상태를 달성한 사람은 13%, 다섯 가지 모두를 달성한 사람은 23%라는 결과가 나왔다.

대장암 환자의 생존율과 걷기의 관계는 암 연구에 관한 세계적 학술지에 발표된 미국의 연구 보고서[※31]에서도 찾아볼 수 있다. 해당 연구에 따르면, 일주일에 150분씩 걸은 환자는 운동량이 적은 환자보다 사망률이 낮았다. 반면 앉아서 보내는 시간이 하루 6시간 이상인 환자는 하루 3시간 미만인 환자보다 사망률이 높게 나왔다.

일본 국립암연구센터는 다섯 가지 건강 습관인 '금연, 음주 자제, 식생활 점검, 신체 활동, 적정 몸무게 유지'를 실천하면 암 발병 위험이 절반으로 줄어든다고 발표[※32]했다. 암에도 운동이 효과 있다는 사실은 의사로서 놀랄 만한 발견이었다.

걷기를 비롯한 운동 습관이 13가지 암 발병 위험을 낮춘다

식도암	0.58배
간암	0.73배
폐암	0.74배
신장암	0.77배
분문부 위암	0.78배
자궁내막암	0.79배
골수성 백혈병	0.80배
골수종	0.83배
결장암	0.84배
두경부암	0.85배
직장암	0.87배
방광암	0.87배
유방암	0.90배

출처: Moore SC, et al. Association of Leisure-Time Physical Activity With Risk of 26 Types of Cancer in 1.44 Million Adults. JAMA Intern Med. 2016 Jun 1;176(6):816-25. doi:10.1001/jamainternmed.2016.1548.을 바탕으로 작성

※ ※ ※

여기까지 핵심만 짚어 보았는데, 걷기가 다양한 질병의 증상을 개선하고 예방하는 데 효과적이라는 사실을 이해했길 바란다. 이뿐 아니라 걷기가 수면의 질 개선, 마음 건강, 두뇌 활성화에 긍정적 영향을 미친다는 사실도 과학적으로 증명되었다.

이대로 계속 이어가고 싶지만, 걷기의 장점은 셀 수 없을 정도라서 이야기하자면 끝이 없다. 제1장은 이 정도로 마무리하고, 이어질 제2장에서는 마음의 균형을 잡아주는 걷기의 힘에 대해 이야기하겠다.

앞으로 전할 1일 1만 보 걷기의 효과도 기대해 주길 바란다.

제2장

걸으면 **불안**과 **우울**이 **사라진다**

걷기로 몸과 마음의 균형을 잡자

4명 중 1명이 마음의 병에 걸리는 시대

걷기는 **마음 건강**에도 **효과적**이다

일본 후생노동성이 조사한 바에 따르면 마음의 병으로 병원을 찾는 사람이 전국적으로 420만 명(우리나라 정신건강의학과의 진료 환자 수는 240만 명에 달함-편집자 주)에 달한다. 이는 일본인 30명 중 1명에 해당하는 수치다. 병원에 다니지는 않지만 '작은 불안'을 안고 사는 사람은 더 많다. 평생 4명 중 1명이 마음의 병에 걸린다고 하니 남의 일이 아니다.

'1일 1만 보를 걸으면 온갖 고민이 해결된다'라는 제목의 제1장에서는 걸으면 비만이나 질병에서 멀어진다는 사실을 과학적 근거를 바탕으로 설명했다. 비만, 대사 증후군을 비롯한 생활습관병 같은 '질병의 싹'을 보유한 사람은 걷기로 하루빨리 싹을 잘라내야 한다.

그런데 질병의 싹이 과연 이것뿐일까?

- 병원에 갈 정도로 아프지는 않지만 몸이 무겁다.
- 나른하다.
- 이유 없이 불안하다.
- 상사의 잔소리가 심해서 스트레스가 쌓인다.
- 왠지 모르게 의욕이 나질 않는다.
- 자주 잠을 설치고, 선잠을 잔다.
- 머리가 아프다.

- 어깨가 결린다.
- 몸이 차다.
- 과식, 과음하게 된다.
- 위가 쓰리다.
- 장 컨디션이 나빠져 변비나 설사가 잦다.

이처럼 정신 건강에 기반한 증상도 질병의 싹으로 자라나기 쉽다. 몸속에 움튼 질병의 싹이 쑥쑥 크면 진짜 병이 난다. 우울증과 같은 마음의 병은 물론, 스트레스로 암을 키울 수도 있다[※33]. 게다가 마음의 병에는 근본적 치료제가 없다. 항불안제 처방도 증상을 가라앉히는 대증요법에 불과하다. 그러니 마음이 너무 지치지 않도록 꾸준히 보살피는 것이 중요하다.

실은 걷기가 우울증 개선에 효과적이라는 사실을 과학적으로 증명한 연구가 있다. 브라질 고이아스연방대학교의 한 연구[※34]에서 만성 불면증에 운동 부족인 환자 21명에게 4개월 동안 걷기 운동을 지시했다. 그 결과 수면의 질과 우울 증상이 개선되고 스트레스 호르몬이라고 불리는 코르티솔이 감소했다. 걷기로 스트레스 호르몬이 줄어들자 수면 시간이 늘어나고, 잠을 잘 자니 스트레스가 더욱 줄어든 선순환이 일어난 것으로 짐작된다.

제2장에서는 걷기로 마음 건강을 관리하고 작은 불안, 이유 모를 컨디션 저하, 우울감을 해소하는 방법에 대해 설명하고자 한다. 걷기가 자율신경, 호르몬, 수면에 어떤 영향을 미치는지를 알면 이해에 도움이 될 것이다.

1

매일 20분만 걸어도 우울증 위험이 줄어든다

다만 여성은 너무 많이 걷지 않도록 주의하자

1일 1만 보, 2개월에 60만 보를 걸으면 불안과 우울이 개선된다.

이는 일본 불안장애학회 학술대회에서 보고된 도쿄대학교 대학원의 조사 결과다[※35※36]. 한 기업에서 직원 180명에게 만보기를 나눠 주고 2개월에 60만 보, 즉 1일 1만 보 걷기 캠페인을 진행하면서 캠페인 전후로 '불안장애 및 우울증 자가 진단'을 실시했다. 그런데 원래 건강하던 사람뿐 아니라 캠페인 시작 전에 '정신적으로 다소 약해졌다'라고 답변한 사람도 걷기로 불안이나 우울 증상이 개선된 것으로 나타났다.

또 참가자를 '목표보다 적게 걸은 사람(1일 1만 보 미만)', '목표만큼 걸은 사람(1일 1만~1만 2,000보)', '목표보다 많이 걸은 사람(1일 1만 2,000보 이상)'으로 나누어 살펴보았더니, 남성은 많이 걸을수록 불안과 우울 증상이 개선되었다.

그런데 흥미롭게도 여성에서는 조금 다른 결과가 나왔다. 여성의 경우 목표만큼 걸은 사람(1일 1만~1만 2,000보)은 남성과 마찬가지로 마음 상태가 개선되었지만, 너무 많이 걸으면 오히려 역효과가 났다.

걷기는 기본적으로 나이와 성별에 관계없이 '1일 1만 보'를 권장하지만, 이 조사에 따르면 여성은 너무 열심히 걷지 않도록 주의할 필요가 있다.

'요즘 기운이 없어서 1일 1만 보는 무리다'라고 생각하는 사람에게도 반가운 소식이 있다. 캐나다 토론토대학교의 연구 그룹이 운동과 우울증에 관한 논문 30건을 조사해 보았더니[※37], 25건의 논문에서 '운동할수록 우울증 발병 위험이 낮다'라고 보고했다. 추가로 '일주일에 150분만 걸어도 향후 우울증 발병 위험이 낮아진다'라는 결과도 찾아볼 수 있었다. 즉, 매일 약 20분만 걸어도 효과를 볼 수 있다는 말이다.

매일 20분 정도라면 '기분이 울적해서 걸을 만한 마음의 여유가 없다'라고 생각하던 사람도 출퇴근할 때나 마트에 갈 때 가볍게 시도해 볼 만하니 참으로 반가운 소식이 아닐 수 없다.

2

걷기는 직장인의 정신 건강에 이롭다

단 4주 만에 스트레스가 줄어 살기 편해진다

우울증은 아니지만, 스트레스가 쌓였다. 대다수 직장인은 이러한 상태일 것이다.

가족이 던진 무심한 한마디나 직장 내 인간관계로 우울한 날도 있을 것이다. 그런 '평범한 직장인'을 대상으로 스트레스와 걷기의 관계를 알아본 연구가 있다. 일본 산업의과대학교에서 직장인 600명을 대상으로 '4주간 걷기'가 스트레스에 미치는 영향을 조사[※38]했더니, 평소 운동하는 습관이 없던 사람의 경우 스트레스가 줄고 사회생활이 더 원만해졌다고 답했다. 참고로 조사 대상자는 모두 사전 진단에서 '스트레스는 있어도 우울증이라고 할 정도는 아니다'라고 답했다.

운동은 역시 일상적으로 할 때가 제일 좋지만, 단 4주만 운동해도 변화가 있으므로 바쁘고 스트레스로 가득한 직장인일수록 틈틈이 걷기 바란다.

4주 동안 걸으면 자기 효능감이 높아진다

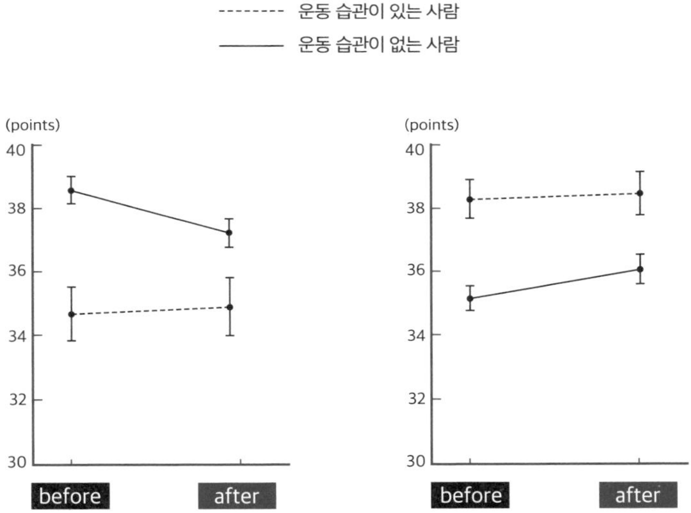

[자가 평가 우울 척도]

[사회 적응도]

운동 습관이 있는 사람의 변화는 적지만, 운동 습관이 없는 사람의 경우 스스로 평가한 우울 수치는 낮아지고 사회 적응도는 높아져 걷기가 효과 있음을 알 수 있다

출처: Ikenouchi-Sugita A, et al. The Effects of a Walking Intervention on Depressive Feelings and Social Adaptation in Healthy Workers. J UOEH 2013; 35: 1-8.을 바탕으로 작성

3

왠지 모르게 컨디션이 나쁜 이유는 자율신경 때문이다

걸으면 교감신경과 부교감신경이 균형을 이룬다

스트레스를 받아 속이 쓰리거나 배탈이 났다면 자율신경 불균형이 원인일지도 모른다. 의욕이 나지 않거나 피로가 풀리지 않을 때 흔히 들 '왠지 모르게 컨디션이 나쁘다'라고 느낀다. 이 역시 자율신경의 균형이 깨져서일 가능성이 있다. 이러한 상태가 심해져 자율신경 실조증으로 발전하면 다양한 증상이 나타난다.

- 불안과 긴장도가 높아진다.
- 구토가 일어난다.
- 땀이 난다.
- 나른하고 두통이 난다.
- 심장 두근거림이나 어지러움을 느낀다.
- 잠을 설친다.

자율신경의 균형이 깨지고 스트레스까지 쌓이면 신경성 위염, 과민성 대장 증후군, 과호흡증후군으로 이어질 수 있다.

자율신경은 액셀에 해당하는 교감신경과 브레이크에 해당하는 부교감신경으로 나뉘는데, 이 둘은 우리 몸 안에서 활동과 휴식을 반복하면서 온종일 번갈아 가며 일한다. 두 신경의 교대가 원활하게 이루어져 자율신경이 안정적으로 작동하면 낮에는 활발하게 활동하고 밤에는 편안하게 푹 잠들 수 있다. 그런데 바쁜 현대인은 교감신경이 우세해 활동 스위치에 불이 켜진 상태를 쭉 유지하는 경우가 많다. 이럴 때는 부교감신경의 스위치를 켜서 휴식 상태로 바꿔야 한다. 그러지 않으면 긴장 상태가 계속되어 편히 잠들지 못하고 몸과 마음의 컨디션도 망가진다.

현대인이 교감신경과 부교감신경의 균형을 맞추는 효과적인 방법이 바로 걷기다. 걷기는 과학적으로도 증명된 '자율신경의 균형을 잡는 최적의 운동'이다.

자율신경이 균형 잡힌 이상적인 상태

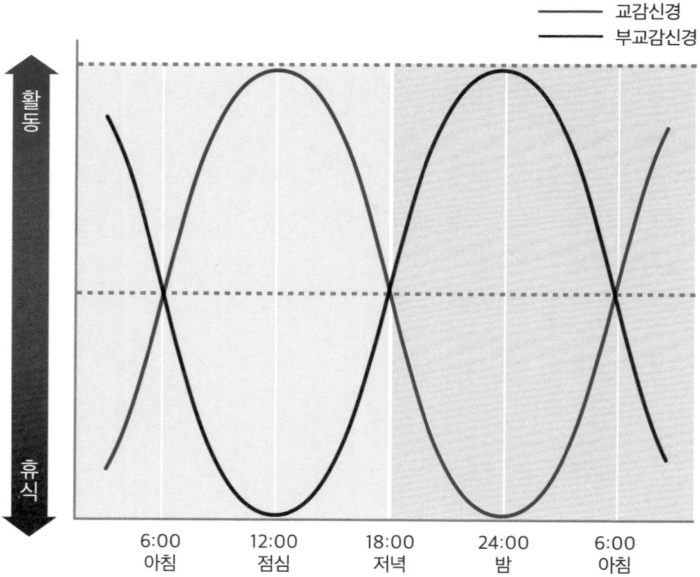

**낮에는 교감신경이 우위를 차지해 활발하게 활동하고,
밤에는 부교감신경이 우위를 차지해
휴식 상태로 들어가므로 푹 잠들 수 있다**

걸으면 그래프의 파동이 안정적으로 유지된다

4

강도 낮은 운동이 자율신경의 균형을 잡아준다

마음 건강에는 힘든 운동보다 느긋한 운동인 걷기가 효과적이다

자율신경은 다양한 일을 한다. 혈압, 심장박동, 호흡을 조절하고 위장의 소화 활동과 땀의 분비에 관여한다. 간, 신장, 췌장도 자율신경에 의해 작동한다. 단, 인간의 몸에서 일어나는 이러한 활동은 모두 무의식적으로 일어난다. 예를 들자면, '혈류를 멈추자'라고 마음먹는다고 해서 혈류가 멈추지는 않는다. 즉, 자율신경을 단련하기란 불가능하다. 눈에 보이지 않는 작용이기에 단련할 수 없다.

참고로 자율신경의 균형이 깨졌는지는 검사[※39]로 알아볼 수 있다. 이때의 기준은 심장의 리듬이다. 보통 심장이 규칙적으로 뛴다고 생각하지만, 건강한 사람이라도 아주 살짝 불규칙하게 뛴다. 심장의 리듬은 호흡에 따라 느려졌다 빨라졌다 하며, 이렇게 변동하는 것이 일반적이다. 그러나 자율신경의 균형이 깨지면 심장 리듬의 변동 폭이 작아진다.

일본 오사카의 인간과학행동대학교 연구팀은 이러한 원리를 이용해 운동 강도와 자율신경에 관한 다음과 같은 조사[※40]를 진행했다. 연구팀은 건강한 사람 19명을 대상으로 헬스장에서 흔히 볼 수 있는 실내용 자전거를 이용해 '느긋한 운동'과 '다소 격렬한 운동'을 할 때 보이는 심장박동의 변화를 각각 분석하고, 그것을 바탕으로 교감신경과 부교감신경의 상태를 알아보았다. 그러자 느긋한 운동을 할 때 부교감신경이 우세해졌다. 느긋한 운동은 심리적인 면에도 효과를 보였다. 느긋한 운동을 한 사람은 불안, 긴장, 우울 증세가 개선되었는데, 더 놀라운 것은 이러한 효과가 단 1회 만에 나왔다는 점이다.

실내용 자전거가 집에 없는 사람도 걱정할 필요가 없다. 나는 누구나 할 수 있는 느긋한 운동으로 걷기를 추천한다. 걷기라면 기기의 강도를 조절하지 않아도 자기 감각에 따라 느긋하게 운동할 수 있다.

보통 자율신경 검사는 검사 기기를 갖춘 곳에서만 제한적으로 받을 수 있으므로, 자율신경의 균형이 흐트러진 듯한 느낌이 들어도 바로 검사해서 확인하기는 현실적으로 어렵다. 그래서 나는 자율신경 불균형을 걱정하는 사람에게 걷기를 권한다.

무의식이 지배하는 자율신경을 유일하게 의식적으로 조절할 수 있는 방법이 호흡이다. 심호흡을 하면 부교감신경이 우세해진다. 그래서 호흡기내과 전문의인 나로서는 자율신경의 균형을 위해 심호흡을 의식하면서 걷기와 같은 느긋한 유산소 운동을 하라고 권하고 싶다. 이때 걷는 순서는 일본 순환기 학회에서 제안한 다음의 방식을 추천한다[※41].

① 몸풀기: 숨차지 않게 천천히 걷는다.
② 걷기: 숨이 조금 찰 정도로 약간 빠르게 걷는다.
③ 마무리: 숨차지 않게 천천히 걷는다.

세 번째 단계는 2~3분 정도로 마무리한다. 그러면 약간 빠르게 걷는 도중에 올라간 심박수가 서서히 떨어지면서 활성화되었던 교감신경도 함께 잠잠해진다.

마무리 운동은 본운동 후에 갑자기 맥박이 느려지는 서맥이나 급격한 혈압 저하를 예방하고 부교감신경을 서서히 활성화하는 데 효과적이다.

우선 걷자. 걷기 효과를 직접 몸으로 느낀다면 계속하고 싶어져서 금방 습관으로 자리 잡을 것이다.

걷기의 효과 ①

스트레스에 취약한 장이 건강해진다

원인 모를 설사, 변비, 과민성 대장 증후군도 걸으면 낫는다

자율신경 불균형에서 오는 사소한 컨디션 저하 중에 어떤 것은 숨은 질병일 가능성도 있다.

그러니 어딘지 모르게 몸이 안 좋다면 정기적인 건강 진단뿐 아니라 병원을 찾아가 진료를 받기 바란다. 다만 다음과 같이 증상이 명확한데도 원인을 알 수 없는 경우가 있다.

① 설사와 변비를 반복한다.
② 늘 복부 팽만감이 들고 배가 아프다.
③ 전철에서 갑자기 화장실에 가고 싶어진다.

이러한 증상이 나타난다면 대장암이나 궤양성 대장염과 같은 질병이 의심되므로 대장 내시경 검사를 받아보는 편이 좋다. 검사해도 아무런 이상이 없다면 과민성 대장 증후군으로 진단한다. 과민성 대장 증후군의 명확한 원인은 알 수 없지만, 알려진 바에 따르면 정신적 스트레스와 관련이 있다.

장은 지렁이처럼 늘어났다 줄어드는 연동운동을 하는데, 여기에도 자율신경이 관여한다. 하지만 바쁘고 스트레스로 가득한 날이 이어지면 교감신경이 계속 활성화되어 자율신경의 균형이 깨진다. 그러면 연동운동에 이상이 생겨 컨디션이 나빠지고 위와 같은 증상이 나타난다.

이처럼 장 건강에 문제가 생겼을 때도 걷기가 도움이 된다. 걸으면 몸과 마음이 편안해져 스트레스가 줄어들고 자율신경계가 안정되면서 연동운동도 균형을 되찾기 때문이다. 이는 흔히 알려진 건강법이기도 하니, 불규칙한 생활로 장 컨디션이 나빠진 사람은 시험 삼아 걸어 보자. 망가진 장이 회복될 것이다.

병상에 누워 지내는 고령자의 대부분이 변비로 고생하는 이유도 걷지 않기 때문이다. 걷지 않으면 장의 연동운동이 약해져 변비에 걸린다. 걸으면 낫는 불편한 증상이 세상에는 의외로 많다.

걷기의 효과 ②

불면증이 낫는다

낮에 걸으면 세로토닌이 멜라토닌으로 바뀐다

스트레스 때문에 잠을 못 자는 걸까, 잠을 못 자서 스트레스가 쌓이는 걸까? 스트레스와 수면은 닭과 달걀의 관계인데, 매우 많은 사람이 쉽게 잠들지 못해 고민한다.

경제협력개발기구(OECD)의 발표에 따르면, 일본은 세계에서 수면 시간이 가장 적은 나라다. 이쯤 되면 수면 부족은 국민병이나 다름없다.

수면은 뇌에 휴식을 주는 중요한 시간이다. 수면이 부족하면 몸과 마음에 병이 생기므로, 수면 시간을 늘릴 수 없는 부득이한 상황이라면 수면의 질을 높여야 한다.

수면의 질을 높이려면 두 가지를 기억하자.

① 자율신경의 균형을 잡자

자율신경은 낮 동안 활발하게 활동하면 밤에 휴식 상태로 전환된다. 그러면 부교감신경이 우위를 차지해 푹 잘 수 있다.

② 멜라토닌 분비를 촉진하자

멜라토닌은 우리 몸에서 생성되는 호르몬 중 하나다. 낮에 햇빛을 받으면 행복 호르몬이라 불리는 세로토닌이 몸 안에 듬뿍 생긴다. 이렇게 만들어진 세로토닌이 15시간 후에 수면 호르몬인 멜라토닌으로 변환되면 인간은 푹 잘 수 있다.

이 두 가지를 고려하면 해가 떠 있는 아침이나 낮에 걷는 편이 좋다. 그러면 행복 호르몬인 세로토닌의 분비가 늘어남과 동시에 잠도 푹 잘 수 있으므로 두 마리 토끼를 한 번에 잡는 효과를 기대할 수 있다[※42].

수면 중, 멜라토닌은 신체 기능을 유지하고 면역력을 강화한다. 멜라토닌이 분비되어 입면에 성공하면 깊은 잠에 빠져들면서 성장 호르몬이 분비된다. 성장 호르몬은 성장기에 뼈와 근육을 만들기 위해 분비되다가 나이가 들수록 양이 줄지만, 그렇다고 아예 0이 되지는 않는다. 성장 호르몬은 전 생애에 걸쳐 신체 기능을 유지하는 데 쓰이므로, 성인이 되어도 성장 호르몬의 분비량을 늘리려는 노력이 필요하다. 그러니 낮에 햇빛을 받으며 걷자.

걷기의 효과 ③

수면 무호흡 증후군이 개선된다

수면 무호흡 증후군 환자 약 900만 명!
표준 체중까지 감량하면 불면증은 낫는다

수면에 관해 조금 더 이야기해 보자. 내 병원을 찾는 수면 무호흡 증후군 환자도 상당수에 이른다. 다시 말하지만, 수면 무호흡 증후군은 자는 동안 호흡이 멈추는 무서운 병이다. 수 초간 질식 상태에 놓이는 것이나 마찬가지이므로, 혈액 내 산소가 줄어 숨쉬기 힘들어지고 중증에 이르면 잠이 깬다. 이러한 상태를 하룻밤 사이에 여러 번 반복하면 수면의 질이 떨어지고 낮에 잠이 쏟아져 스트레스가 쌓인다. 그러면 호르몬과 자율신경의 균형이 깨져 마음이 안정되지 않는다. 비만이나 당뇨병에 걸릴 수도 있다.

또, 무호흡으로 혈중 산소 농도가 낮아지면 고혈압과 동맥경화의 위험이 커지고 혈당과 콜레스테롤 수치가 올라간다. 심근경색과 뇌경색의 위험도 2배에서 4배까지 치솟는다. 중등증(중증과 경증의 중간)과 중증 단계에서 치료하지 않는 사람은 8년 뒤에 37%가 사망한다는 보고[※43]가 있을 정도로 수명이 단축된다. 그야말로 도미노처럼 우리의 건강을 와르르 무너뜨리는 질병이라 하겠다.

'고작 코골이'라고 우습게 보고 방치하면 죽음에 이르는 이 무서운 질병을 앓는 환자는 약 900만 명[※44]으로 추정된다. 하지만 치료받는 사람은 겨우 50만 명뿐이다. 참고로 고령자의 6~7%가 수면 무호흡 증후군이라고 알려져 있다. 일본인 수면 무호흡 증후군 환자의 3분의 2는 비만이고 나머지는 비만 이외의 원인으로 발병하는데, 선천적으로 턱이 작은 경우가 여기에 해당한다.

치료로는 수면 시 기도를 넓혀서 공기를 주입하는 지속형 양압기(CPAP)라는 기구를 장착하는 방법이 있다. 양압기는 코에서 입까지 덮을 정도로 크고 소리도 나서 가능하면 장착하고 싶지 않다고 상담하는 환자도 많다.

"오타니 선생님, 여자 친구와 여행을 가려고 하는데 양압기를 가져가기는 좀……."

나는 30대 수면 무호흡 증후군 환자가 이런 고민을 털어놓으면 바로 걷기를 권한다. 운동과 식사 제한으로 대사 증후군만 해소되어도 수면 무호흡 증후군은 상당히 개선되기 때문이다. 덧붙이자면, 위의 환자는 걷기로 20kg 감량에 성공해 표준 체중이 되었고 수면 무호흡 증후군에서도 벗어났다. 걷기로 병을 이겨 낸 환자는 이 밖에도 많다.

선천적으로 턱이 작은 사람은 차치하고, 대사 증후군 때문에 무호흡 증상이 나타나는 사람은 부디 걷기로 체중 감량에 도전해 보길 바란다. 분명 불면증이 낫고 자율신경이 균형을 되찾아 마음이 안정될 것이다. 물론 여행도 가볍게 떠날 수 있다.

수면 무호흡 증후군이란?

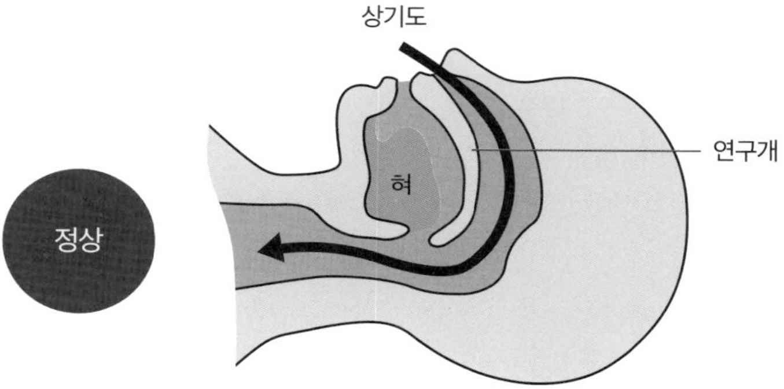

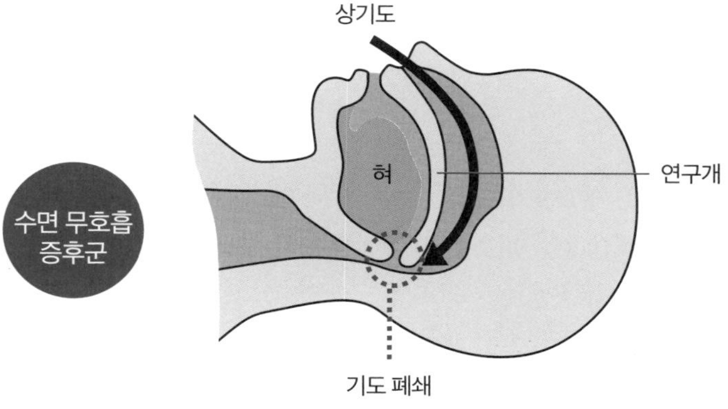

원인

목 주위 지방
연구개의 늘어짐
편도 비대

작은 턱
큰 혀
혀뿌리 침하

비중격 만곡증
비염

(연구개: 입천장 뒤쪽의 연한 부분-옮긴이 주)

걷기의 효과 ④

수면의 질을 높인다

오래 잘 수 없다면 걷기로 수면의 질을 높이자

수면의 질이 '하루 걸음 수'로 결정된다는 사실을 아는가?

일본 오이타대학교에서 평균 73세의 남녀 860명의 하루 걸음 수와 수면에 대해 분석했더니 다음과 같은 결과가 나왔다[※45].

- 하루 걸음 수와 수면 시간은 관련이 없다.
- 하루 걸음 수와 수면 효율은 관련이 있다.

수면 효율을 구할 때는 다음의 식을 따른다.

실제 수면 시간 ÷ 잠자리에 누워 있던 시간 × 100

예를 들어, 자정에 침대에 누운 순간 바로 잠들어서 아침 7시에 알람이 울릴 때까지 한 번도 깨지 않았다면 수면 효율은 100%다. 한편, 밤 10시에 잠자리에 들어 아침 6시에 일어났지만, 실질적으로는 5시간밖에 못 잔 경우의 수면 효율은 63%가 된다.

나이가 들면 쉽게 잠들지 못하고 자다가도 몇 번씩 깨고 이른 아침부터 눈이 떠진다. 그런데 유감스럽게도 연구 결과에 따르면 하루 걸음 수가 많아도 실제 수면 시간은 늘어나지 않았다. 하지만 하루 걸음 수가 많을수록 수면의 질은 올라갔다. 즉, 많이 걸을수록 수면 효율이 높아진 것이다. 그뿐 아니라 하루 걸음 수가 많은 사람은 자다가 깨는 시간과 횟수가 적고 낮잠 시간도 짧았다. 이에 따라 오이타대학교에서는 '걷기는 고령자의 수면 장애를 예방하는 데도 효과적이다'라고 결론지었다.

병원을 찾아온 환자에게 컨디션을 물으면 남녀노소 할 것 없이 '잠을 제대로 못 잔다'라고 하소연한다. 그중에는 재택근무의 일상화와 맞물린 탓인지 낮잠을 꽤 오래 자는 사람도 적지 않다. '텔레비전을 보다가 무심결에 꾸벅꾸벅 졸았는데 깨고 보니 1시간이 지났다'라는 식이다. 그런데 낮잠 자는 습관이 들면 신체 리듬이 깨진다. 고령자가 잠을 설치는 이유는 나이가 들면서 멜라토닌 분비량이 줄어들기 때문인데, 이는 지극히 자연스러운 일이다. 하지만 낮잠을 1시간이나 자면 낮인데도 자율신경이 밤의 휴식 상태로 전환되어 부교감신경이 우세해진다. 이러면 누구든 밤잠을 설칠 수밖에 없다.

낮잠은 짧게 자면 평균 혈압이 내려가고 피로도 풀려서 몸이 개운해지므로 권장한다. 하지만 15~30분 이내로 뇌가 잠깐 쉴 정도만 자고 되도록 밖으로 나가서 걷자.

하루 걸음 수와 수면 효율의 관계

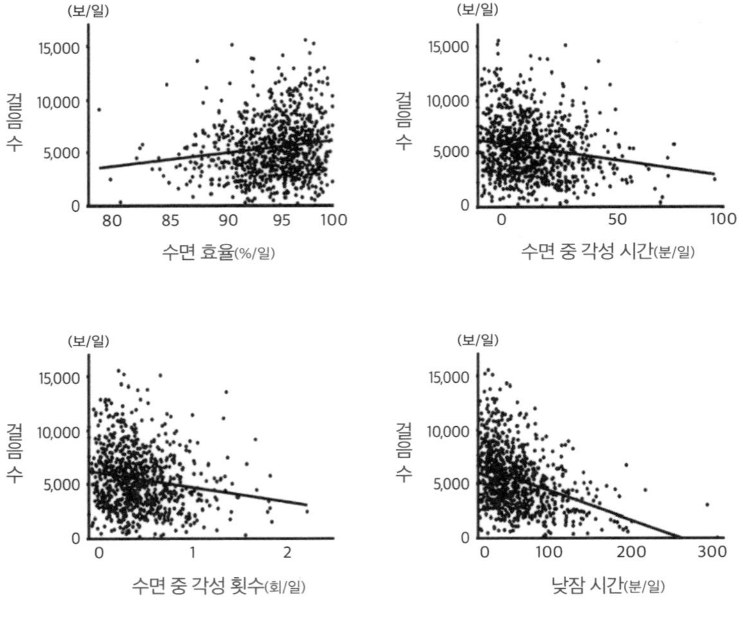

하루 걸음 수와 수면 시간은 관련이 없다
하루 걸음 수와 수면 효율은 관련이 있다

출처: Kimura N et al. Association between objectively measured walking steps and sleep in community-dwelling older adults: A prospective cohort study. PLoS One. 2020 Dec 14;15(12):e0243910.doi: 10.1371/journal.pone.0243910.을 바탕으로 작성

걷기의 효과 ⑤

갱년기 우울증에 효과적이다

골치 아픈 원인 모를 컨디션 저하도 걸으면 좋아진다

40대에서 50대 여성 대부분이 원인 모를 컨디션 저하에 시달리는데 이는 에스트로겐과 프로게스테론이라는 여성 호르몬의 영향이다.

평생 분비되는 여성 호르몬의 양은 한 스푼보다 적다. 겨우 그 정도 양으로 여성의 2차 성징 발현을 촉진하고 출산을 대비하고 피부와 머리카락을 윤기 나게 한다. 그뿐 아니라 뼈를 튼튼하게 하고 동맥경화를 막으며 나쁜 콜레스테롤의 상승을 억제한다.

하지만 유감스럽게도 40대 중반을 넘어서면 여성 호르몬의 양이 줄어든다. 여성 호르몬을 구성하는 에스트로겐이 줄면 여성의 몸을 보호하는 효과가 약해지고 프로게스테론이 줄면 불안감이 증가한다. 그뿐만이 아니다. 인슐린 작용에 이상이 생겨 혈당이 올라간다. 신체 보호 효과가 약해지는 탓에 여성은 남성보다 알츠하이머형 치매에 걸릴 위험도 크다고 알려져 있다.

최근 갱년기 여성 호르몬의 분비량 감소가 세로토닌의 저하와 관련 있다는 사실을 알아냈다. 행복 호르몬이라 불리는 세로토닌이 줄어들고 호르몬 균형이 깨지면 갱년기 우울증이 찾아오기도 하니, 여간 골치 아픈 일이 아니다. 특히 뇌 안의 세로토닌 부족은 마음의 병을 일으키는 원인으로도 알려져 있다. 사회 불안 장애, 강박 장애, 우울증, 우울감, 월경 전 불쾌 장애(PMDD), 산후 우울증 모두 세로토닌과 관련이 있다.

세로토닌 분비량을 늘리려면 햇빛을 받아야 한다. 이번에도 해결책은 걷기다. 햇빛을 보면서 꾸준히 걸으면 세로토닌의 증가를 기대할 수 있기 때문이다. 줄어드는 여성 호르몬 대신, 걷기로 행복 호르몬인 세로토닌을 늘리자. 그러면 마음의 안정을 되찾을 수 있다.

미국 예방의학협회에서 발표한 호주의 한 연구 그룹이 실시한 조사※46에서도 갱년기 우울증에 걷기가 효과적이라는 사실을 뒷받침하는 과학적 근거를 찾아볼 수 있다. 이미 잘 알려져 있듯이, 평소 운동하던 습관이 있던 사람은 없던 사람보다 갱년기 우울증 발병 위험이 낮다. 그런데 위의 조사에 따르면, 평소 운동 습관이 없던 사람도 걸으면 갱년기 우울증이 개선되는 것으로 밝혀졌다.

다음과 같은 연구도 있다. 미국 샌프란시스코의 캘리포니아대학교 연구 그룹※47은 갱년기 증상인 요실금을 일주일에 10회 이상 겪는 30세 이상의 여성을 6개월 동안 하루 1,200~1,500kcal로 식사를 제한하면서 주당 200분 이상 걷는 체중 감량 프로그램 참여 그룹과 체중 감량만 지시한 그룹으로 나누어 둘을 비교했다. 그 결과 놀랍게도 걷기를 포함한 체중 감량 프로그램에 참여한 그룹은 체중 감량만 지시한 그룹에 비해 열성 홍조 증상이 크게 개선되었다.

또 다른 연구를 하나 더 소개하겠다. 미국에서 가장 유명한 병원 중 하나인 메이오 클리닉(Mayo Clinic)에서 '갱년기 증상, 수면 무호흡 증후군, 비만'의 관계를 분석했다※48. 그 결과, 수면 무호흡 증후군의 발병 위험도가 높은 사람은 위험도가 낮거나 중간인 사람보다 갱년기 지수가 1.3배 높게 나타났다.

그뿐 아니라 갱년기 지수가 높으면 비만이 아니어도 수면 무호흡 증후군에 걸릴 위험이 크고, 중증 갱년기 증상을 앓는 사람은 갱년기 증상이 없거나 경증 혹은 중등증인 사람에 비해 수면 무호흡 증후군에 걸릴 위험이 1.87배 높았다.

수면 무호흡 증후군 환자의 남녀 비율은 3:1로 알려져 있는데, 폐경

후의 여성은 프로게스테론 분비량이 줄고 기도가 좁아지면서 수면 무호흡 증후군에 걸릴 위험이 커진다.

세 지수의 관계는 복잡하다. 하지만 갱년기 우울증 개선, 수면의 질 상승, 비만 해소라는 세 가지 바람을 이루고 싶은 사람이라면 무조건 걷는 편이 좋다.

마지막으로 하나 더 추가하자면, 에스트로겐 관련 호르몬 양성 유방암의 경우에도 일주일에 3~5시간씩 걸으면 사망률이 50% 낮아지는 것으로 나타났다[※49].

걷기로 갱년기 비만을 해소하고 행복 호르몬을 늘려 갱년기 우울증을 개선할 수 있다면 일석이조가 아니겠는가. 왠지 모르게 컨디션이 나쁘고 이유 없이 불안감을 느끼는 여성이라면 우선 걸어보자.

5

걷기는 반려견과 함께

반려견과 함께 산책하면 애정 호르몬이 샘솟는다

마지막으로 흥미로운 연구를 하나 소개하겠다.

일본 펫푸드협회의 조사에 따르면, 2021년 기준 반려동물 수는 개가 710만 마리, 고양이가 890만 마리다. 반려동물 키우기는 이제 유행을 넘어 생활 속에 정착했다.

이러한 가운데, 일본 아자부대학교 수의학부에서 반려동물이 정신 건강에 미치는 영향을 알아보기 위한 조사[※50]에 나섰다. 연구팀은 '개를 기르는 가정, 고양이를 기르는 가정, 반려동물을 기르지 않는 가정'의 자녀를 대상으로 10세와 12세에 총 2회, 멘탈 웰빙(Mental Well-Being, 정신적 행복과 건강)에 어떤 차이가 나는지 비교하는 연구를 진행했다.

사춘기에 접어들면 감수성이 풍부해지므로 이 나이대 자녀의 멘탈 웰빙 지수는 떨어지게 마련이다. 하지만 연구 결과, 개를 기르는 가정의 자녀만은 멘탈 웰빙 지수가 크게 떨어지지 않았다. 참으로 흥미로운 연구가 아닐 수 없다.

해당 연구팀은 '어째서 개를 키우면 정신적으로 안정되는가'에 대해서도 조사※51했다. 이들은 일반 가정의 반려견과 주인 30쌍을 실험실에서 30분간 교감하게 한 뒤 옥시토신 농도를 조사했다. 참고로 이 실험은 세계 최고 수준의 학술지 《사이언스(Science)》에도 실려 큰 화제를 모았다.

옥시토신은 애정 호르몬, 행복 호르몬이라고 불리는데, '사랑스럽다, 귀엽다, 마음이 치유된다, 감동적이다, 기분 좋다, 감동받아 눈물이 난다'와 같이 감정적으로 마음이 움직일 때 분비된다. 품에 안긴 아기나 모유를 주는 엄마에게서 옥시토신 증가가 관찰되어 스킨십과도 관련 있는 호르몬으로 알려져 있다. 최근에는 옥시토신이 식욕을 억제한다는 사실이 알려져 '사랑으로 살을 뺄 수 있는가?'라는 주제가 높은 관심을 모았다.

실험 이야기를 계속하자면, 반려견과 주인이 교감하는 30분 동안 관찰하였더니 개가 주인을 자주 바라본 그룹과 그렇지 않은 그룹으로 나뉘었다. 두 그룹을 비교한 결과, 흥미롭게도 개가 주인을 자주 바라본 그룹은 양측 모두에서 30분 후 옥시토신 농도가 높게 나타났다. 개가 주인을 빤히 바라본 것을 계기로 애정 호르몬이 분비되어 행복감을 느낀 것이다.

반려동물 유무와 사춘기 자녀의 행복도

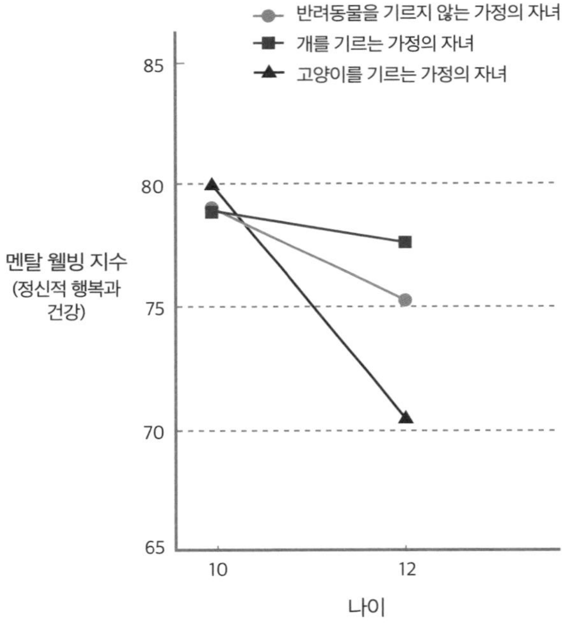

반려견을 기르는 가정의 자녀는 성장해도
멘탈 웰빙 지수가 크게 떨어지지 않았다

출처: Endo K, et al. Dog and Cat Ownership Predicts Adolescents'Mental Well-Being: A Population-Based Longitudinal Study. Int J Environ Res Public Health. 2020 Jan 31;17 (3):884.doi: 10.3390/ijerph17030884.를 바탕으로 작성

추가로 반려견의 코를 통해 ①옥시토신을 투여한 그룹과 ②생리 식염수를 투여한 그룹으로 나눠 앞선 실험에서와 마찬가지로 주인과 교감하게 했더니 ①그룹의 암컷은 주인을 자주 바라보았고 교감 후 소변 검사를 했더니 개와 주인 모두 옥시토신 농도가 높아졌다. 한편 같은 ①그룹이라도 수컷은 주인을 잘 바라보지 않았고 주인의 옥시토신 분비량도 변하지 않았다(이 얼마나 흥미로운 연구인가!).

서론이 길었는데, 결국 전하고 싶은 말은 혼자 걸어도 좋지만 반려견, 가능하다면 암컷과 함께 걸으면 의외의 부수 효과를 기대할 수 있다. 산책하다가 한숨 돌리는 시간에 귀여운 반려견과 눈을 마주치면 애정 호르몬이 샘솟고 그로 인해 행복감이 증폭되면 반려견과 주인 모두 행복해진다.

일본의 중·장년층 남성은 세계에서 제일 고독하다고 알려져 있다. 일본 내각부의 조사[※52]에 따르면, 60세 이상 남성의 40%가 '친한 친구가 없다(2022년 한국 리서치가 조사한 '인간관계에 대한 인식조사'에 따르면 우리나라 60세 이상 35%가 친밀한 지인이 없거나 1~2명이라고 답했다-편집자 주)'라고 답했다.

남성도 물론 갱년기 문제를 겪는다. 그러니 남성도 반려견과 눈을 마주 보면서 함께 걸어 보면 어떨까. 분명 더 즐겁게 걸을 수 있을 것이다.

제3장

걷기로 두뇌를 단련시킨다

창의력을 높이고 치매를 막는
걷기의 놀라운 힘

창의력을 높이고 치매를 막는 걷기의 놀라운 효과

걷기는 두뇌를 활성화한다

> 걷기는 몸과 마음의 건강을 바로잡을 뿐 아니라 두뇌 활성화에도 효과적이라는 사실을 아는가? 실은 걷기가 창의력을 높이고 치매를 예방한다는 과학적 근거가 있다.

예전에 나는 수영을 하면서 학회 발표, 연구 논문 작성, 집필, 텔레비전용 자료 정리에 관한 아이디어를 짰다. 하지만 앞에서 말했듯이, 코로나19 이후로 수영에서 걷기로 운동 방식을 바꿨다. 그러던 중 '걷기가 창의력을 높이고 아이디어를 떠올리게 하는 건 아닐까?'라는 데 생각이 미쳤다. 걸으면서 풍경이 달라져서인지 경쾌하게 유산소 운동을 해서인지 잇달아 아이디어가 떠올랐기 때문이다.

그러고 보니 내 은사이자 도쿄의과치과대학교 전 학장인 요시자와 야스유키는 운동으로 스쿼시를 하다가 48세부터 걷기로 바꿨다고 한다. 일본 정치의 중심지인 도쿄 나가타초에서는 아침 6시부터 걷는 국회의원의 모습을 볼 수 있다. 익히 알려진 대로, 스티브 잡스와 마크 저커버그는 '산책 회의'를 즐겨 했다. 고전 명작 《월든》을 쓴 헨리 데이비드 소로도 걸으면서 영감을 얻었다고 한다.

걸으면서 산책 그 자체를 즐기며 기분 전환하는 사람도 있겠지만, 나처럼 골똘히 생각하다가 새로운 아이디어를 떠올린 경험을 한 사람도 적지 않을 것이다.

다만 나는 의사이기에 개인적 경험만으로 '걸으면 아이디어가 샘솟는다'라고 걷기의 효과를 단언할 수 없다. 그래서 조사해 보았더니 '걷기가 두뇌를 활성화한다'라는 사실을 뒷받침하는 과학적 근거가 다수 발견되었다.

놀랍게도 걷기에는 창의력을 높이고 발상력을 키우는 '공격 효과'뿐 아니라 고령화 사회에서 빼놓을 수 없는 치매 예방과 같은 '방어 효과'도 있었다. 제3장에서는 이 두 가지 이야기를 중심으로 우리 인간에게 만병통치약이나 다름없는 걷기의 또 다른 효과에 대해 함께 살펴보자.

1

산책 회의를 하면 아이디어가 떠오른다

전 세계 비즈니스 리더가 걷기 시작했다

걷기와 뇌의 관계는 이미 전 세계 연구자가 주목하는 주제다. 이전에 NHK-BS에서 방영한 〈걷기는 과학이다(ウォーキングを科学する)〉는 2021년에 독일에서 제작되었는데, 이 프로그램에 '뇌에는 리듬이 있다'라고 말한 과학자가 나왔다. 바로 독일 드레스덴 신경퇴행성질환센터(DZNE)의 신경 유전학자 게르트 켐페르만이다. 그는 규칙적으로 몸을 움직이면 뇌가 그 리듬에 맞춰 활성화되므로 '걷기야말로 두뇌 활성화에 효과적'이라고 여겼다.

일본 전기통신대학교에서는 '산책 회의에서 새로운 아이디어가 나오고 논의가 활성화된다'라는 내용의 연구를 발표했다[※53]. 그 밖에 덴마크에서도 앉아 있는 시간을 줄이려면 '서서 회의해야 한다'라는 내용의 논문[※54]을 발표해 걷기가 아이디어 창출에 효과적이라고 언급했다.

2

걷기는 치매 예방에 효과적이다

치매를 유발하는 주요 원인도
하루 1시간 걷기로 막을 수 있다

일본 후생노동성에 따르면, 65세 이상의 치매 환자는 2020년 기준 약 600만 명이다. 2025년에는 고령자 5명 중 1명이 치매에 걸릴 것으로 예측한다. 이제 치매는 결코 남의 일이 아니며, 그런 의미에서도 다음 연구는 많은 참고가 될 것이다.

일본 도호쿠대학교에서 65세 이상의 남녀 약 6,900명을 대상으로 '하루 30분 미만, 30~60분, 60분 이상'의 세 가지 선택지를 주고 자신이 평소 걷는 시간을 고르게 한 다음, 약 6년간 추적 조사를 실시했다[※55].

그 결과 '하루 60분 이상' 꾸준히 걸은 사람은 '30분 미만'으로 걸은 사람보다 치매 위험이 28%나 낮았다.

치매는 크게 네 종류로 나뉘는데, 대부분이 알츠하이머형 치매(약 70%)와 혈관성 치매(약 20%)에 해당한다[※56].

가장 많은 알츠하이머형 치매의 요인으로는 유전과 환경을 꼽는데, 발병에는 생활 습관, 식생활, 수면이 영향을 미친다고 알려져 있다. 한편 혈관성 치매의 경우에도 발병 원인인 뇌경색 등을 피하려면 생활

습관병을 막아 주는 식단과 운동이 중요하다. 즉, 어떤 치매든 간에 걸리지 않으려면 생활습관병을 예방하는 것이 우선이다. 그런 의미에서도 걷기를 추천한다.

나 같은 내과 의사도 때에 따라서는 치매 진단 테스트인 '하세가와 치매 척도(HDS-R)'로 환자를 검사하고 문제가 있으면 건망증 치료를 위한 외래 진료를 소개한다. 하지만 무엇보다도 우선은 매일 꾸준한 걷기로 생활습관병을 예방하고 밤에는 푹 자자. 이것이야말로 치매 예방에 '효과적인 명약'이다.

치매의 종류

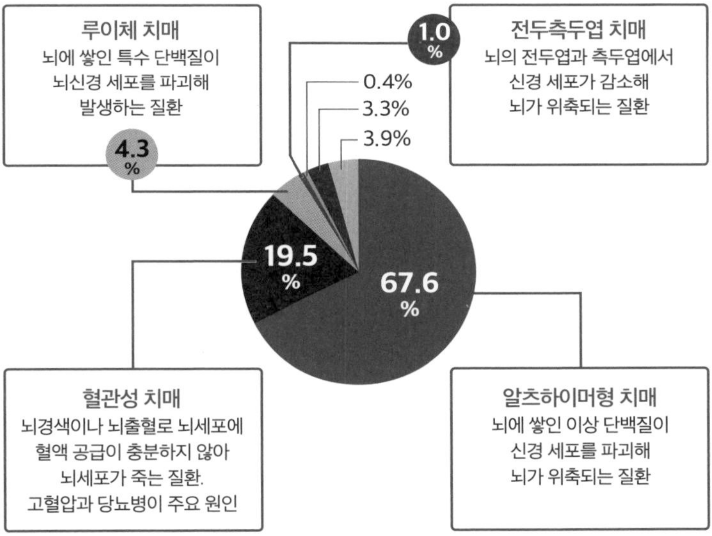

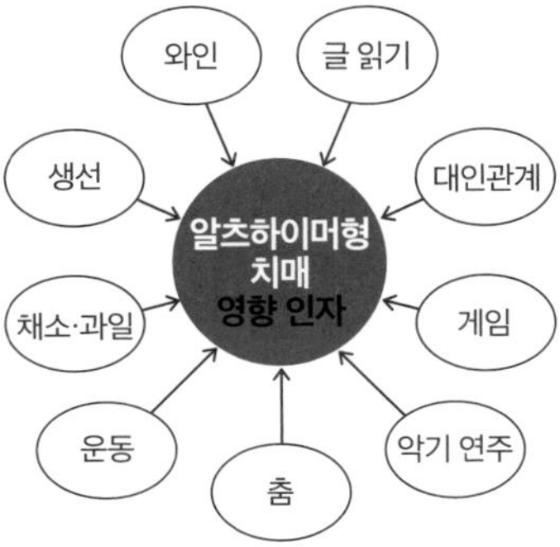

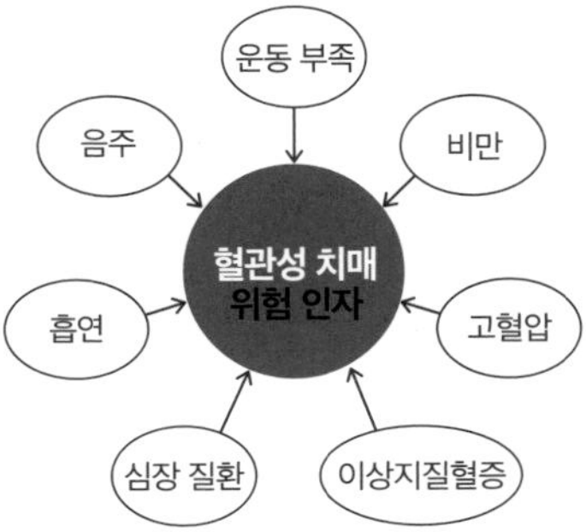

출처: 《치매 예방·지원 매뉴얼 개정판(認知症予防·支援マニュアル 改訂版)》, 2009년 3월, 후생노동성

하세가와 치매 척도 개정본(HDS-R)

(검사일: 년 월 일) (검사자:)

성명:	생년월일 년 월 일	나이: 세
성별: 남 / 여	교육 년수(년수로 기입): 년	검사 장소
DIAG:	비고	

1	현재 몇 살입니까? (2년까지의 오차는 정답)		0 1
2	오늘은 몇 년 몇 월 며칠입니까? 무슨 요일입니까? (연월일, 요일이 정답이면 각 1점)	년 월 일 요일	0 1 0 1 0 1 0 1
3	우리가 지금 있는 곳은 어디입니까? (자발적으로 대답하면 2점, 5초 뒤에 '집입니까? 병원입니까? 시설입니까?'와 같은 선택지 중 정답을 고르면 1점)		0 1 2
4	제가 지금부터 말하는 단어 세 개를 따라 해 보세요. 나중에 다시 질문할 테니 잘 기억해 두세요. (아래 계열 중 하나를 골라 채택한 계열에 ○를 표시한다.) 1: (a)벚꽃 (b)고양이 (c)기차 2: (a)매화 (b)강아지 (c)자동차		0 1 0 1 0 1
5	100에서 7을 순서대로 빼주세요. ('100-7은? 거기서 다시 7을 빼면?' 이라고 질문한다. 첫 번째 답변이 틀리면 중단한다.)	(93) (86)	0 1 0 1
6	제가 지금부터 말하는 숫자를 거꾸로 말해 보세요. (6-8-2, 3-5-2-9를 거꾸로 말하게 하고, 세 자릿수 역순 말하기에 실패하면 중단한다.)	2-8-6 9-2-5-3	0 1 0 1
7	아까 잘 기억해 두라고 했던 단어를 다시 한번 말해 보세요. (자발적으로 대답하면 각 2점, 만약 답변이 없는 경우 아래의 힌트를 주고 정답을 맞히면 1점) (a)식물 (b)동물 (c)탈 것		a: 0 1 2 b: 0 1 2 c: 0 1 2
8	지금부터 물건을 다섯 개 보여드리겠습니다. 이제 물건을 숨길 테니 무엇을 숨겼는지 말해 주세요. (시계, 열쇠, 담배, 펜, 동전 등 반드시 서로 관련 없는 물건으로 준비한다.)		0 1 2 3 4 5
9	아는 채소의 이름을 최대한 많이 말해 주세요. (대답한 채소의 이름을 오른쪽 칸에 적는다. 중간에 막히면 약 10초간 기다렸다가 답변하지 않으면 중단한다.) 0~5개=0점, 6개=1점, 7개=2점, 8개=3점, 9개=4점, 10개=5점		0 1 2 3 4 5
		총점	

9개 항목 모든 질문에 정답을 맞히면 30점
20점 이하인 경우 인지 기능 저하가 의심된다(치매 의심)

3

걷기는 멀티태스킹을 요구하는 운동이다

걸으면 대뇌피질 운동영역이 활성화된다

주변에 편하게 걸을 수 있는 길이 있는지도 중요하다. 차가 쌩쌩 달리는 도시의 간선 도로나 자전거가 재빠르게 지나가는 좁은 길에서는 좀처럼 걸을 기분이 나지 않는다. 고령자라면 걷기는커녕 대문 밖으로 나가기조차 무서울 것이다.

도쿄의과치과대학교와 치바대학교의 연구팀※57※58이 65세 이상의 고령자 약 7만 6,000명을 대상으로 인근의 보도 면적 비율과 치매 발병률의 관계를 약 3년간 추적 및 분석하는 독특한 조사를 실시했다.

결론부터 말하자면, 보도 면적 비율이 높은 지역에 사는 사람은 보도 면적 비율이 낮은 지역에 사는 사람보다 치매 발병 위험률이 절반 정도 낮았다. '걷기 좋은 환경'이 치매를 예방한 것이다.

도시에 살고 집 근처에 편하게 걸을 만한 길이 적다면 최대한 안전한 보도를 찾아서 의식적으로 그 길을 걷기 바란다. 생필품을 사러 가는 경우를 예로 들자면, 집 근처 도로변에 있는 편의점을 이용하기보다는 조금 멀리 돌아가더라도 안전한 보도 가까이에 있는 마트를 찾아서 그 주변을 걷는 습관을 들이자.

덧붙여 거주 지역의 도시화 정도에 따른 차이를 살펴보았더니, 도시와 시골 중 도시에서만 보도 면적 비율이 치매 발병 위험률에 영향을 미쳤다. 시골은 도시에 비해 교통량이 적고 보도가 아니더라도 편하게 걸을 수 있는 길이 많아서인지 도시만큼의 연관성은 보이지 않았다.

앞서 소개한 NHK-BS의 〈걷기는 과학이다〉라는 프로그램에서 소개한 보행 중 장애물과 두뇌 활동에 관한 독일 켐니츠공과대학교의 흥미로운 실험을 살펴보자. 이 실험은 대형 스크린이 딸린 연구실 러닝머신 위에서 이루어졌다. 연구팀은 피험자에게 앞쪽에서 달려드는 자동차나 갑자기 뛰쳐나오는 아이처럼 바로 눈앞에 있는 듯 보이는 화면 속 장애물을 피하면서 걸으라고 지시한 뒤 그들의 두뇌 활동을 조사했다. 추가로 '걸으면서 스마트폰으로 소리 내어 기사 읽기'라는 상황도 설정했다. 이 실험들은 걸으면서 동시에 다른 작업을 하면 뇌에 어떤 변화가 일어나는지를 알아보기 위한 것이다. 그 결과 두 실험 모두에서 대뇌피질의 운동영역이 활성화되어, 멀티태스킹 도중 뇌가 더 많은 자극을 받는다는 사실을 알아냈다.

나이가 들수록 여러 가지 일을 동시에 처리하는 '멀티태스킹 기능'이 쇠퇴한다. 앉아 있으면 자세에 거의 변화가 없으므로 뇌는 다음 동작을 예측할 필요가 없다. 하지만 걸으면 다양한 장애물을 마주치고 자세도 수시로 바뀌고 근육도 움직여야 하므로 뇌는 매우 바빠진다. 즉, '걷기' 행위는 동시에 여러 작업을 수행하는 멀티태스킹이나 마찬가지다. 그래서 연구자들은 걷기 자체가 뇌에 자극을 주고 멀티태스킹 능력이 강화되어 뇌가 활성화된다고 보았다.

결론이 아직 완전히 나오지는 않았지만, 걷기 자체가 복잡한 동작이고 뇌에 자극을 준다는 사실은 나 역시 몸소 체험한 일이기에 앞으로 더 많은 연구가 기대된다.

보도 면적 비율이 높으면 치매 위험이 절반으로 줄어든다

[보도 면적이란?]

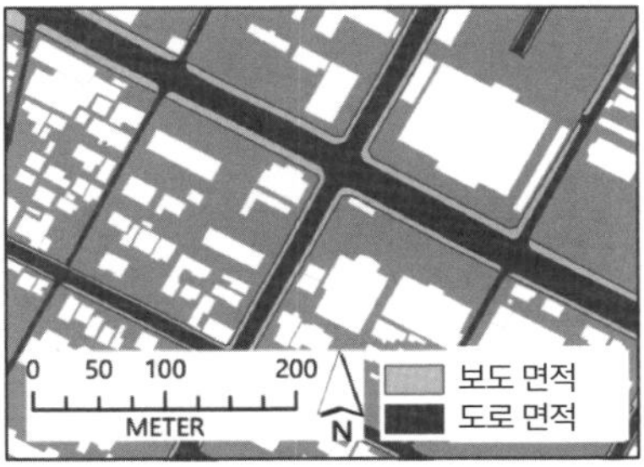

[보도 면적 비율과 치매 위험]

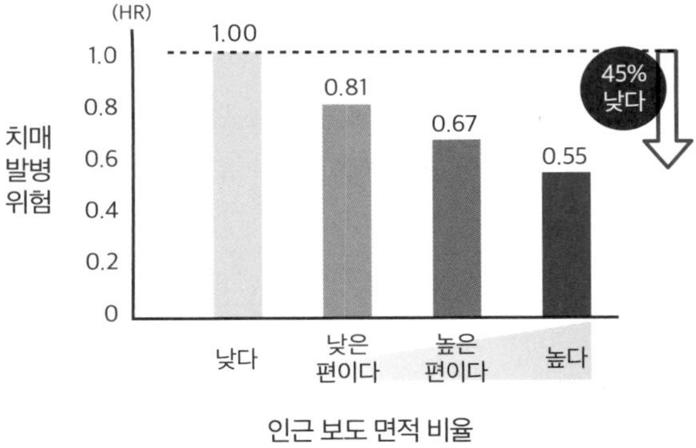

도시에서는 보도 면적 비율이 높을수록 치매 발병 위험이 낮아진다

출처: 도쿄의과치과대학교·치바대학교의 보도 발표, Press Release No: 260-20-51. 210310walk.pdf(chiba-u.ac.jp)를 바탕으로 작성

걷기의 효과 ①

창의성이 60% 향상된다

스탠퍼드의 걷기와 창의성에 관한 실험

미국 스탠퍼드대학교는 2014년에 학생 48명을 대상으로 '창의성과 뇌'에 관한 연구※59를 진행했다. 지금부터 당시에 실시된 네 가지 실험을 소개하겠다.

우선 첫 번째 실험에서는 학생들에게 '수학적 사고로 정답을 구하는 과제'와 '창의성을 요구하는 과제'를 주고, 각각 '흰 벽으로 둘러싸인 방에 가만히 앉아서 답변→실내 러닝머신 위에서 걸으면서 답변'을 하게 한 뒤 점수를 비교했다(실험 1).

그 결과 '창의성을 요구하는 과제'에서는 걸으면서 답변한 경우, 대상자 중 81%가 점수 상승을 보였으며 점수는 평균 60% 올랐다. 한편 정답이 하나인 '수학적 사고로 정답을 구하는 과제'에서는 걸으면서 답변한 경우, 대상자 중 23%의 점수가 올랐지만 평균 점수는 앉아서 답변한 경우가 더 높았다.

스탠퍼드대학교의 '창의성과 뇌'에 관한 실험 ①

앉아 있을 때와 걸을 때 창의적 사고와 수학적 사고의 점수를 비교한다

실험 1

창의성을 요구하는 과제와 하나의 정답을 구하는 과제를 다음 상태에서 답변한다(장소는 모두 실내).

실내에서 앉은 상태로 답변 → 실내에서 러닝머신 위를 걸으면서 답변

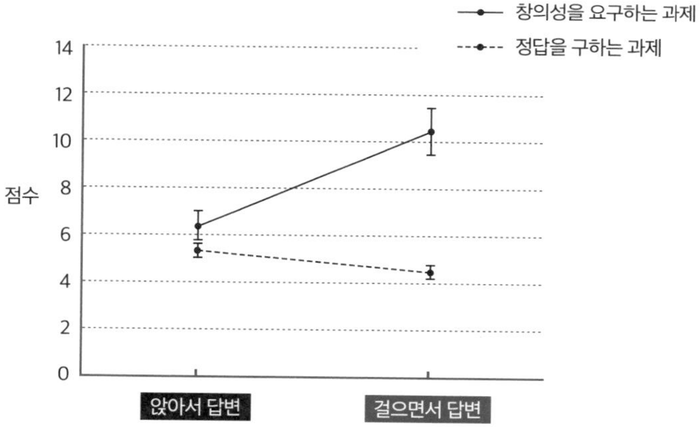

창의성을 요구하는 과제는 걸으면서 답변한 경우의 점수가 더 높고, 정답을 구하는 과제는 앉아서 답변한 경우의 점수가 더 높다

출처: Oppezzo M, et al. Give Your Ideas Some Legs: The Positive Effect of Walking on Creative Thinking. J Exp Psychol Learn Mem Cogn 2014 Jul;40(4):1142-52. doi: 10.1037/a0036577. Epub 2014 Apr 21.을 바탕으로 작성

두 번째 실험 역시 실내에서 이루어졌으며 '앉은 상태→앉은 상태', '앉은 상태→실내 러닝머신 걷기', '실내 러닝머신 걷기→앉은 상태'의 세 가지 상황에서 창조성을 요구하는 과제를 처리하게 한 뒤 점수를 비교했다. 실험 결과는 다음과 같다(실험 2).

① 앉은 상태→앉은 상태: 창의성 점수는 낮게 유지되었다.
② 앉은 상태→실내 러닝머신 걷기: 걸을 때 창의성 점수가 올랐다.
③ 실내 러닝머신 걷기→앉은 상태: 걸을 때 창의성 점수가 올랐고, 그 후 앉은 상태에서도 걸을 때만큼은 아니지만 높은 수치를 유지했다.

결론적으로 우리는 이 실험을 통해 걷기가 창의성 점수 향상에 도움이 되며 걸은 뒤에 앉아도 그 효과는 지속된다는 사실을 알 수 있다.

스탠퍼드대학교의 '창의성과 뇌'에 관한 실험 ②

앉아 있을 때와 걸을 때, 창의성 점수는 어떻게 달라질까?

실험 2

창의성을 요구하는 과제를 다음의 ①~③ 상태에서 답변한다(장소는 모두 실내).

① 앉은 상태 → 앉은 상태
② 앉은 상태 → 실내 러닝머신 걷기
③ 실내 러닝머신 걷기→앉은 상태

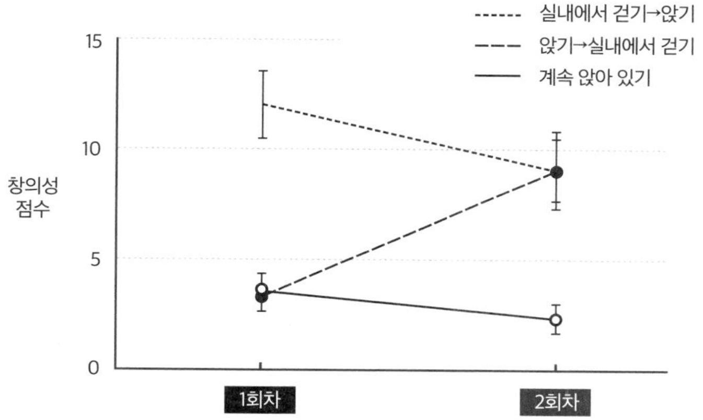

걷기는 창의성을 향상시킨다

출처: Oppezzo M, et al. Give Your Ideas Some Legs: The Positive Effect of Walking on Creative Thinking. J Exp Psychol Learn Mem Cogn 2014 Jul;40(4):1142-52. doi: 10.1037/a0036577. Epub 2014 Apr 21.을 바탕으로 작성

걷기의 효과 ②

창의성을 지속시킨다

걷고 난 뒤에도 창의성은 16분 동안 지속된다

창의성에 관한 스탠퍼드대학교의 실험이 매우 흥미로우므로 조금 더 소개하겠다.

다음은 장소를 바꾸는 실험이다(실험 3). 학생들은 흰 벽으로 둘러싸인 방에 앉아 창의성을 요구하는 과제에 답한 후 다른 방으로 이동했다. 그곳에서도 앉은 채로 창의성에 관한 또 다른 과제를 풀었다. 그러자 흥미로운 결과가 나왔다. 방을 바꿔도 앉은 상태를 유지하면 창의성 점수는 오르지 않았다.

많은 직장인이 사무실에서 업무에 진전이 없으면 카페로 자리를 옮겨 일한다. 재택근무를 하다가 아이디어가 떠오르지 않을 때 가까운 스타벅스로 가는 사람도 많을 것이다. 하지만 이 실험 결과에 따르면, 계속 앉은 채로 일하면 장소를 바꿔도 창의성은 생기지 않는다.

그렇다면 장소를 이동해서 걸으면 어떻게 될까? 실내 실험에서 앉은 채로 창의성 과제에 임했다면, 이번에는 밖으로 나가 캠퍼스 내에 미리 정해 둔 길을 걸으면서 다시 한번 창의성에 관한 과제를 수행했다. 이는 앞서 다룬 '실험 2-②'와 설정은 같지만, 야외에서도 같은 결과가 나오는지를 검증한 실험이다. 그 결과, 두 번째 실험에서와 마찬가지로 창의성 점수가 올랐다. 즉, 장소가 실내든 야외든 걷는 것이 중요하다는 의미다.

그럼 학생들이 야외 캠퍼스에서 걸은 후 실내로 돌아와 다시 앉아서 창의성을 요구하는 과제를 수행하면 어떻게 될까? 이것은 사무실 밖을 걸으면서 아이디어를 떠올린 직장인이 사무실로 돌아와 자기 자리에서 아이디어를 확장해 나가는 상황과 비슷하다. 실험 결과, 걷는 도중에 오른 창의성 점수는 실내에서도 높은 상태를 유지했다. 그리고 그 상태는 앉은 시점부터 적어도 16분간 지속되었다.

오랜 시간 앉아서 일하는 직장인에게는 희소식이 아닐 수 없다. 밖으로 나가 걸으면서 아이디어를 떠올리고 회사로 돌아가면 바로 자리에 앉자. '창의성이 지속되는 16분' 동안 아이디어를 확장한다면 굉장한 결과물이 나올 것이다.

산책 회의의 문제는 메모하기 어렵고 컴퓨터로 확인하거나 자료를 살펴볼 수 없다는 점이다. 하지만 사무실로 돌아온 뒤에도 16분의 귀중한 골든타임이 지속된다면, 산책 회의를 적극적으로 활용하지 않을 이유가 없다.

외부에서 미팅, 산책, 쇼핑을 마치고 돌아오면, 대부분은 별생각 없이 자리에 앉아 쉬거나 가족 혹은 동료와 잡담을 나눈다. 하지만 세 번째 실험의 결과를 본 사람이라면 앞으로 걷고 들어온 뒤의 행동이 달라질 것이다.

덧붙여 이 실험에 따르면, 야외에서 걸은 뒤에 다시 야외에서 걸은 사람은 창의성 점수가 줄곧 높은 수준에서 변화를 보였다. 즉, 두 번 연이어 걸어도 외부 산책으로 얻을 수 있는 창의성 향상 효과는 줄어들지 않았다.

이제 마지막 네 번째 실험을 살펴보자(실험 4). 이번 실험에서는 아래와 같이 '실내와 야외', '앉기와 걷기'의 조건을 달리하고 창의성 점수에 변화가 있는지를 알아보았다.

[실내 실험]

① 앉아서 창의성을 요구하는 과제에 답변

② 실내 러닝머신 위에서 걸으면서 답변

[야외 실험]

③ 휠체어에 앉아 이동하면서 답변

④ 야외에서 걸으면서 답변

실험 결과, 창의성 점수는 야외에서 걸으면서 답변할 때 가장 높았다.

네 가지 실험 결과를 종합하면, 걷기는 창의성 향상에 도움이 되며 특히 야외에서 걸을 때 창의성 향상 효과가 가장 높다. 단, 야외 환경이 주는 자극의 유무와 상관없이 걷기 자체가 창의성을 높이는 것만은 확실하다. 따라서 창의성을 높이고 싶다면 밖에서 걷는 것이 가장 좋지만, 폭염이 기승을 부리거나 빗줄기가 쏟아져 밖으로 나가 걷기 힘든 날에는 실내에서 걸어도 충분히 효과를 볼 수 있다.

예를 들자면, 날씨가 궂은 날에는 지하상가나 헬스장 같은 곳에서 걸어도 좋다. 창의성을 높이고 싶다면 일단 걷자. 무엇보다도 걷는 게 가장 중요하다.

나 역시 영어 논문을 확인하면서 이 책의 원고를 쓰다가 아무 생각이 안 나면 걸으러 나갔다. 일요일 저녁, 기분 전환 삼아 거리를 걸으면서 원고를 어떤 식으로 구성할지 고민하다 보면 아이디어가 떠올랐기 때문이다.

스탠퍼드대학교의 '창의성과 뇌'에 관한 실험 ③

장소를 바꾸면 창의성은 어떻게 될까?

실험 3

창의성을 요구하는 과제에 다음의 ①~④ 상태에서 답변한다.

① 실내에 앉아서 → 실내에 앉아서
② 실내에 앉아서 → 야외에서 걸으면서
③ 야외에서 걸으면서 → 실내에 앉아서
④ 야외에서 걸으면서 → 야외에서 걸으면서

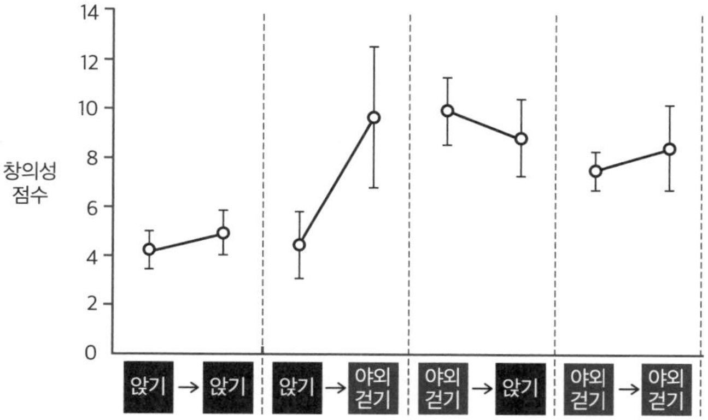

실내에서와 마찬가지로 야외에서 걸을 때도 창의성은 올라가고 걷고 난 뒤에 앉아도 16분 동안은 창의성 향상 효과가 지속된다

출처: Oppezzo M, et al. Give Your Ideas Some Legs: The Positive Effect of Walking on Creative Thinking. J Exp Psychol Learn Mem Cogn 2014 Jul;40(4):1142-52. doi: 10.1037/a0036577. Epub 2014 Apr 21.을 바탕으로 작성

스탠퍼드대학교의 '창의성과 뇌'에 관한 실험 ④

실내와 야외에서 창의성은 변화할까?

실험 4

창의성을 요구하는 과제에 다음의 ①~④ 상태에서 답변한다.

① 실내에 앉아서 답변
② 실내 러닝머신 위에서 걸으면서 답변
③ 야외에서 휠체어에 앉은 채로 이동하면서 답변
④ 야외에서 걸으면서 답변

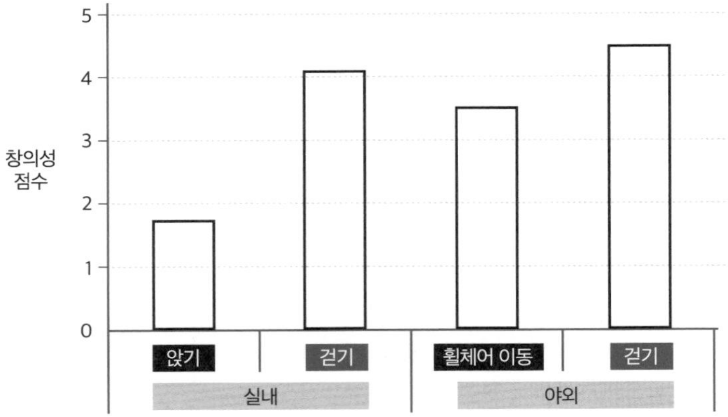

창의성은 야외에서 걸을 때 가장 높게 올라간다

출처: Oppezzo M, et al. Give Your Ideas Some Legs: The Positive Effect of Walking on Creative Thinking. J Exp Psychol Learn Mem Cogn 2014 Jul;40(4):1142-52. doi: 10.1037/a0036577. Epub 2014 Apr 21. 을 바탕으로 작성

걷기의 효과 ③

끈기를 기르는 데 도움이 된다

세로토닌이 분비되어 불안이 가라앉고 끈기가 지속된다

어떤 일을 완수하려면 창의력뿐만 아니라 끝까지 해내는 힘이 필요하다. 목표를 세우고 의욕적으로 뛰어들었다면 끈기 있게 지속해야 한다. 그래야 비로소 성과가 나온다.

하지만 우리는 종종 금세 싫증을 내고 도중에 포기하고 불안에 짓눌려 의기소침해진다. 어른, 아이 할 것 없이 많은 이들이 쉽게 끈기를 잃는다. '왜 꾸준하지 못할까?' 하고 고민하는 사람도 많을 것이다. 그런 이들에게 낮 동안 걸으면 끈기 향상에 도움이 될 수 있음을 보여주는 희망적인 실험 하나를 소개하고자 한다.

일본 게이오기주쿠대학교 의학부 정신·신경과학 교실에서 실험용 쥐를 이용해 끈기에 관한 연구※60※61를 진행했다. 연구팀은 쥐의 식사를 제한해 '더 먹고 싶다!'라는 목표를 갖게 했다. 그리고 '제한 시간 내에 레버를 연이어 N회 누르면 먹이를 준다'라는 상황을 반복했다. 이 과정에서 쥐는 '끈질기게 계속 레버를 누르면 먹이를 먹을 수 있다'라는 사실을 학습한다. 굶주린 쥐는 과연 레버를 몇 번 누를 만큼의 끈기를 발휘했을까?

실험에 따르면 '제한 시간 내에 5회 레버를 누르면 먹이를 준다'라는 조건에서는 95%의 성공률을 보였다. 10회에서는 73%, 20회에서는 50%였다. 즉, 요구 수준이 지나치게 높으면 쥐도 인간처럼 싫증을 내거나 좌절할 가능성이 커진다.

다음으로는 불안감과 끈기의 연관성을 알아보기 위해, 불안을 감지하는 뇌 부위인 복측 해마(ventral hippocampus)가 활성화될 때 빛이 나는 유전자 변형 쥐를 이용해 동일한 실험을 진행했다. 5회 레버 누르기에 성공한 당시에 쥐의 복측 해마는 잠잠했다. 즉, 불안감 없이 끈기 있게 임무를 수행해냈다. 그런데 20회 레버 누르기에 좌절하자 쥐의 복측 해마가 활성화되었다. '이제 더는 못하겠다'라는 불안감이 밀려와 좌절했는지도 모른다.

이어서 연구팀은 인공적으로 복측 해마를 활성화한 '언제나 불안한 쥐'를 이용해 같은 실험을 진행했다. 그러자 이 가엾은 쥐는 95%의 성공률을 보인 5회 레버 누르기에서조차 좌절하는 모습을 보였고 성공률은 80%로 떨어졌다.

이상의 실험 결과로 알 수 있는 것은 불안을 느끼면 끈기가 지속되지 않는다는 점이다.

행복 호르몬인 세로토닌은 불안을 감지하면 활성화되는 복측 해마의 활동을 억제하는 물질로 알려져 있다.

실제로 연구팀은 실험을 거듭하는 과정에서 쥐가 기꺼이 레버를 누를 때는 세로토닌 신경이 활성화되고, 해마에서 분비된 세로토닌이 복측 해마의 활성화를 억제한다는 사실을 발견했다. 즉, 세로토닌이 분비되면 불안이 가라앉아 끈기가 지속된다.

그럼 어떻게 해야 세로토닌이 분비될까? 정답은 걷기다. 앞에서 설명했듯이, 낮에 햇빛을 받으면서 걸으면 세로토닌이 만들어진다. 다시 말해, 걷기로 몸 안에 세로토닌을 만들고 그로써 불안이 억제된다면 끈기를 지속할 수 있다고 봐도 좋을 것이다.

예전에 큰 흥행을 거둔 TBS 일요 극장 드라마 <드래곤 사쿠라>를 보면, 교사를 맡은 배우 아베 히로시가 도쿄대학교 진학이 목표인 수험생들과 함께 햇빛 아래를 걸으면서 영어나 역사 같은 과목의 야외 수업을 진행한다. 이는 '공부는 걸으면서 해야 효율이 높다'라는 논리를 따른 것이었지만, 햇빛을 받으면서 공부하면 세로토닌이 만들어져 더 끈기 있는 학습이 가능하다는 생각도 해 볼 수 있겠다.

<드래곤 사쿠라>에 나오는 수험생들은 결국 끈기 있게 공부 의욕을 불태워 합격을 쟁취해냈을 것이다.

세로토닌이 불안을 가라앉히면 끈기가 지속된다

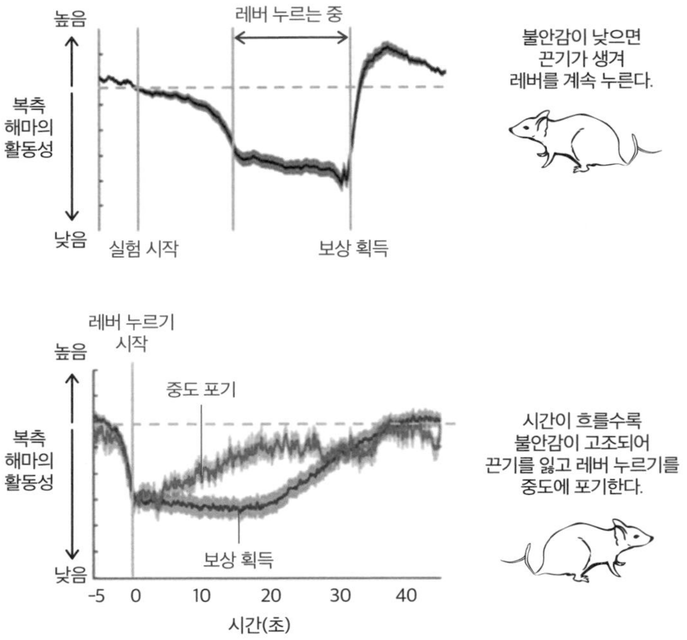

목표를 달성하기까지 끈기 있게 행동을 지속하려면
불안을 억제하는 세로토닌이 필요하다

햇빛을 받으면서 걸으면 세로토닌이 생성되어
불안이 줄고 끈기가 지속된다

출처: 게이오기주쿠대학교 보도 자료, 끈기를 낳는 두뇌 메커니즘 발견 — 끈기는 해마와 세로토닌이 제어한다, 190416-1.pdf(keio.ac.jp)를 바탕으로 작성

걷기의 효과 ④

기억력이 향상된다

근력 운동과 걷기를 병행하면 기억력이 향상된다

'최근 들어 기억력에 자신이 없다'라는 말을 자주 듣는다. 그런 사람에게 유익한 논문 하나를 소개하겠다.

중국 베이징대학교 연구팀※62이 2019년까지 발행된 논문 73건을 메타 분석해 5,600명의 경도 인지 장애(MCI) 또는 치매인 사람이 실시한 운동 요법에 대해 조사했다. 그 결과를 다음 페이지에 도표로 정리해두었다.

대상자가 5,000명이 넘으니 실시한 운동의 종류도 매우 다양했는데, 이 논문에서 내가 주목한 것은 '근력 운동이 기억력 향상에 효과적'이라는 사실이었다. 논문에 따르면 근력 운동은 경도 인지 장애 단계인 사람에게 특히 효과적이었다. 근력 운동을 지나치게 하면 역효과가 나지만(31쪽 참고), 걷기 전후에 적당한 강도로 근력 운동을 하면 또 다른 효과를 기대해볼 수 있다.

치매와 운동 요법의 관계

평소에 실천한 운동

유산소 운동

걷기

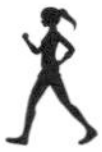

달리기

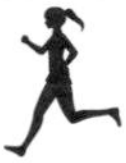

자전거 타기

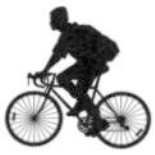

근력 운동

덤벨 운동

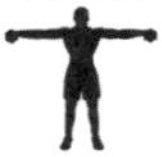

스쿼트

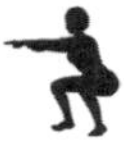

팔굽혀펴기

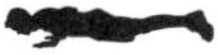

균형 잡기 운동

발뒤꿈치
들었다 내리기

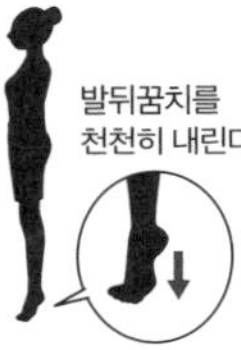

심신 단련 운동

요가

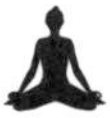

사교댄스

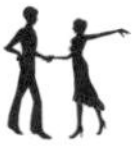

국민체조

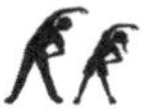

태극권

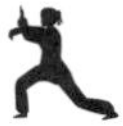

복합 운동

유산소 운동 · 근력 운동 · 균형 잡기 운동을 조합한 운동

※중국 베이징대학교 연구팀이 2019년까지 발행된 논문 73건을 메타 분석해, 경도 인지 장애(MCI) 또는 치매인 사람 5,600명이 실시한 운동 요법을 조사함.

전반적 인지 기능	유산소 운동, 근력 운동, 복합 운동, 심신 운동 모두 효과적
실행 기능	유산소 운동, 근력 운동이 효과적
기억 기능	근력 운동이 효과적

어떤 운동이든 효과 있음

출처: Huang X, et al. Comparative efficacy of various exercise interventions on cognitive function in patients with mild cognitive impairment or dementia: A systematic review and network meta-analysis. J Sport Health Sci. 2022 Mar;11(2):212-223.doi: 10.1016/j.jshs.2021.05.003. Epub 2021 May 16.을 바탕으로 작성

걷기의 효과 ⑤

치매와 경도 인지 장애(MCI)를 개선한다

주 2회 이상 걸으면 치매 위험이 절반으로 줄어든다

가벼운 운동이 치매를 예방한다는 연구가 세계 5대 의학 전문지 중 하나인 《란셋》의 자매지에 발표되었다. 스웨덴 스톡홀름의 카롤린스카의과대학교가 중·장년 남녀 1,450명을 약 20년에 걸쳐 조사한 결과※63, 주 2회 이상 걷기를 비롯한 가벼운 운동을 하는 사람은 치매 발병 위험이 절반으로 감소했다.

정상과 치매의 중간 단계를 경도 인지 장애(MCI)라고 한다. 경도 인지 장애는 다소 염려스러운 점은 있지만 일상생활에는 지장이 없는 애매한 상태라 알아차리기 어려운 질병이다. 하지만 경도 인지 장애 환자의 절반 이상이 5년 이내에 치매로 진행된다※64고 알려진 만큼 방심해서는 안 된다.

경도 인지 장애 단계에서 멈추겠는가, 치매로 진행되게 내버려 두겠는가? 확률은 반반이지만, 여러 요인이 작용하는 복잡한 문제이므로 어느 쪽으로 기울지 장담하기는 어렵다. 다만, 걷기와 식사로 경도 인지 장애를 개선할 수 있다는 견해를 뒷받침하는 과학적 근거가 있으므로 소개한다.

미국 노스캐롤라이나주의 듀크대학교 연구팀은 평균 65세의 경도 인지 장애 환자 160명에게 6개월 동안 각자 운동이나 식사 요법을 실천하게 하고 결과를 비교했다※65. 참고로 대상자들에게는 '앉아 있는 시간이 길다', '고혈압, 당뇨병, 이상지질혈증 같은 심혈관 질환의 위험 요소가 있다', '치매 진단은 받지 않았지만 경도의 인지 기능 저하를 보인다'와 같은 특징이 있다.

결과는 다음 페이지의 도표와 같다. 도표를 살펴보면 유산소 운동을 한 그룹에서는 실행 기능이 개선되었다. 실행 기능이 저하되면 체계적으로 요리하기, 예산 내에서 물건 사기, 세탁 시 검은 옷과 흰옷 구분해서 빨기, 설명서 대로 기기 조작하기와 같은 일을 잘 처리하지 못하며, 이는 가장 많은 치매 유형인 알츠하이머병에서 흔히 나타나는 증상이다.

연구 결과, 특히 유산소 운동과 식사 요법을 병행한 그룹에서 실행 기능 개선의 경향이 두드러졌다. 즉, 경도 인지 장애에는 유산소 운동과 식사 요법을 병행하는 것이 효과적이다. '대사 증후군이 치매 위험을 높인다'라는 보고※66도 있으므로, 그런 측면에서 치매가 걱정되는 사람도 걷기와 식사 요법을 조합한 대책을 마련하는 편이 좋다.

추가로 경도 인지 장애에는 해당하지 않지만 다소 걱정되는 사람도 6개월 동안 걸으면 인지 기능이 개선된다는 데이터가 있다. 캐나다 캘거리대학교의 연구※67에 따르면, 운동 습관이 없는 건강한 중·장년 200명에게 주 3회, 20~40분씩 6개월 동안 걸으라고 지시했더니 인지 기능과 뇌 혈류 및 뇌혈관 기능이 개선되었다.

사랑하는 가족의 치매가 걱정된다면 함께 걷자고 권유해 보자. 그러면 치매 예방과 개선뿐 아니라 대사 증후군까지 한 번에 해결될 것이다.

경도 인지 장애는 걷기와 식사로 개선할 수 있다

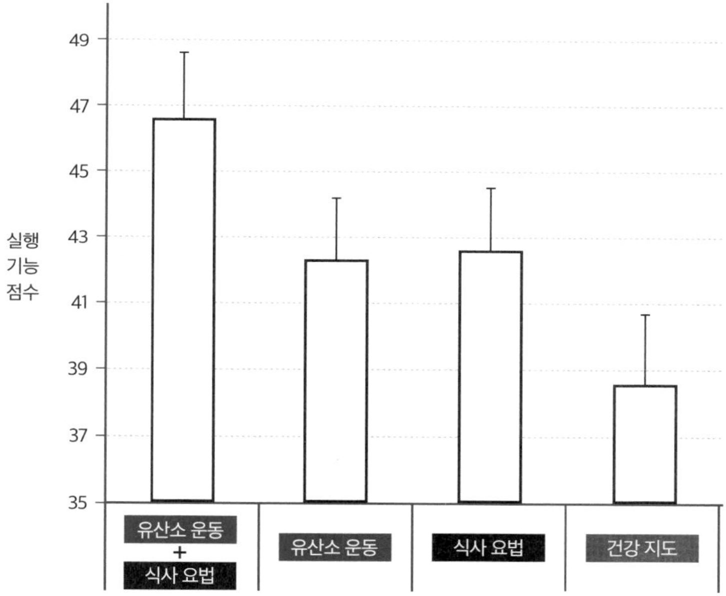

※유산소 운동은 주 3회, 10분간 몸풀기 후 35분간 걷기 또는 자전거 타기

유산소 운동과 식사 요법을 병행한 경우에
경도 인지 장애 환자의 실행 기능이 가장 크게 개선되었다

출처: Blumenthal JA, et al. Lifestyle and Neurocognition in Older Adults With Cognitive Impairment. Neurology. 2019 Jan 15;92(3):e212-e223. doi:10.1212/WNL.0000000000006784. Epub 2018 Dec 19.PMID: 30568005.를 바탕으로 작성

제4장

몸과 마음에 가장 효과적인 오타니식 걷기

과학적 근거를 바탕으로
최대 효과를 내는 걷기 운동법

걷기로 최대 효과를 내자

오타니식 걷기란?

누구는 '1만 보를 걸어라' 하고 누구는 '1만 보씩 걸을 필요는 없다'고 하니 누구 말을 믿어야 할지 헷갈린다. 그래서 이번 장에서는 과학적 근거를 바탕으로 도출해 낸 가장 효과적인 방법이자 걷기의 정석인 '오타니식 걷기'를 소개하겠다.

일본에는 전국적으로 걷기 애호가가 4,900만 명(우리나라의 경우 3,170만 명-편집자 주)이나 된다. 이미 운동 삼아 걷는 사람은 걷기의 효과를 실감하고 있을 것이다. 그런데 사실 특별히 시간 내서 걷지 않는 사람도 일상생활에서 나름대로 걷고 있다.

일본인의 하루 평균 걸음 수는 남성 8,200보, 여성 7,300보다. 우리가 목표로 하는 걸음 수는 1만 보이므로 일상생활에서 조금만 의식하면 금방 '1만 보'를 달성할 수 있다.

평소 걷는 습관이 몸에 밴 사람은 지금의 페이스를 유지하면서 '오타니식 걷기'를 참고로 꾸준히 실천하길 바란다. 걷는 습관이 몸이 배었다면 걷기가 자신에게 잘 맞는 운동이란 뜻이다.

한편 현재 걷는 습관이 몸에 배지 않은 사람은 일단 한번 걸어봐야 한다. 실제로 단 한 번만 걸어도 효과가 난다는 사실이 과학적으로 증명되었다. 일단 걸으면서 기분 좋다고 느끼면 그 경험이 습관으로 바뀌는 날은 반드시 온다.

오타니식 걷기 목표는 가벼운 마음으로 시작해 걷기를 습관화하는 것이다. 휴일에 제대로 걷자고 마음먹은 날에는 워킹화를 신고 나가는 편이 좋지만, 평소에는 익숙하고 편한 신발이라면 무엇이든 상관없다. 복장도 자유다. 실은 나도 자주 구두나 샌들을 신고 걷는다.

형식에 얽매이지 말고 어쨌든 일단 걷기 시작하자. 그러면 효과는 반드시 따라온다.

1

1만 보를 한 번에 걸을 필요는 없다

3,000보 + 3,000보 + 4,000보로 나눠 걸어도 괜찮다

1만 보는 천천히 걸으면 100분, 빨리 걸으면 70분 정도 걸린다. 그래서 1만 보를 한 번에 몰아서 걸으려고 하면 상당한 '시간'이 걸리고 상당한 '운동'이 된다.

요즘은 모두가 바쁜지라 운동하기 위해 통으로 1시간 반이라는 시간을 내기란 쉽지 않다. 강제성을 부여하기 위해 월에 몇 만 원씩 하는 헬스장에 등록해 놓고 가지 않는 사람도 많을 것이다. 이런 사람은 걷기조차 안 하면 운동 시간이 '0'이 된다.

앞에서 얘기했지만, 성인 남성은 하루 평균 2,200kcal를 섭취하고 1,900kcal를 소비한다. 그렇기에 걷기와 같은 운동을 게을리하면 매일 300kcal가 몸에 쌓인다. 300kcal는 밥 두 공기 혹은 식빵 두 장에 해당한다. 식사량은 그대로인데 몇 날 며칠이고 운동하지 않으면 결국 몸무게가 늘고 머지않아 질병이 찾아온다. 그래서 여분의 300kcal를 소비하게 해 주는 1만 보 걷기가 중요하다.

걸으려고 마음먹은 시점에 누구나 한 번쯤은 이런 의문을 가져보았을 것이다. 1만 보는 한 번에 몰아서 걸어야만 할까?

아침 출근길에 3,000보
낮에 점심 먹으러 가면서 2,000보
일하면서 이동하느라 2,000보
저녁 퇴근길에 3,000보

이렇게 걸어도 1만 보의 효과가 날까?

결론부터 말하자면, 1만 보를 나눠서 걸어도 걷기의 효과를 볼 수 있다. 과거에 유산소 운동은 20분 이상 해야 효과가 난다고 말하던 때도 있었지만, 밝혀진 바에 따르면 나눠서 하는 운동도 충분히 효과가 있다.

미국 텍사스주의 쿠퍼 클리닉 에어로빅 연구센터에서 운동 프로그램에 참여한 남녀 240명을 대상으로 틈틈이 나눠서 하는 틈새 운동과 헬스장에서 20~60분 이어서 하는 연속 운동의 효과를 비교 검토했다[※68]. 그 결과 틈새 운동을 해도 체력 및 심폐 기능 강화, 혈압 강하에 효과가 있었다.

틈새 운동이 혈당에 미치는 효과를 조사[※69]한 미국 조지워싱턴대학교의 연구도 살펴보자. 연구팀은 '하루 1회 오전 10시 30분부터 45분 동안 걷기', '하루 1회 오후 4시 30분부터 45분 동안 걷기', '하루 3회 매 식후 15분 동안 걷기'를 비교했다. 그러자 '오전에 45분 걷기'와 '매 식후 15분 걷기'를 실시한 날의 평균 혈당은 걷지 않은 날보다 낮은 수치를 기록했다. 그중에서도 저녁 식사 3시간 이후 혈당은 매 식후 단시간 걷기를 한 경우에 가장 낮게 나왔다. 즉, 틈틈이 나눠 걸어도 혈당은 떨어진다(다음 페이지 도표 참고).

틈새 운동을 해도 혈당은 떨어진다

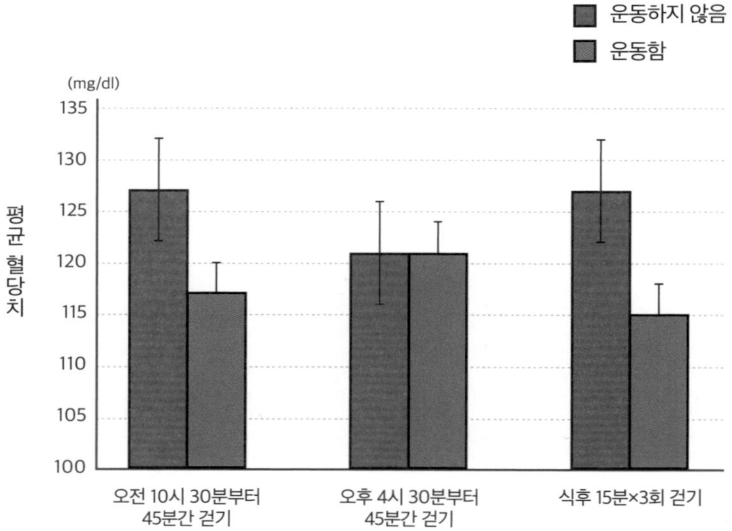

※운동은 러닝머신에서 걷기로 하였다.

혈당은 틈틈이 나눠서 걸을 때 더 낮아졌다

출처: DIPIETRO L, et al. Three 15-min bouts of moderate postmeal walking significantly improves 24-h glycemic control in older people at risk for impaired glucose tolerance. Diabetes Care. 2013 Oct;36(10):3262-8. doi: 10.2337/dc13-0084. Epub 2013 Jun 11.을 바탕으로 작성

참고로 '오후 4시 30분부터 45분간 걷기'의 경우 평균 혈당치는 떨어지지 않았다. 이후에 다시 다루겠지만, 오후 4시 30분이 식전이므로 식전보다는 식후에 걷는 편이 혈당을 낮추는 데 효과적이다.

틈틈이 청소하면 연말에 대청소하지 않아도 되는 것처럼, 틈틈이 자주 걸어서 한 번에 몰아서 운동하지 않아도 되는 시스템을 만들자. 이런 방식이 가능한 것도 걷기의 매력이다. 평소에 전혀 걷지 않던 사람이 주말에 몰아서 1만 보를 목표로 걸으면 몸에 부담을 줄 수 있으므로 주의해야 한다.

대사 증후군이나 고혈압 환자, 고령자에게는 극단적인 빨리 걷기도 권장하지 않는다. 단숨에 빨리 걸으려 하지 말고, 자신의 리듬에 맞는 틈새 시간에 '티끌 모아 태산'이라는 속담을 의식하면서 걷는 습관을 들이자.

이 정도라면 꾸준히 걸을 마음이 들지 않는가?

2

밤보다는 아침에 걷는 편이 좋다

햇빛으로 체내시계를 초기화하여
자율신경의 균형을 잡고 비타민 D도 보충하자

지구의 리듬은 24시간이지만, 인간의 신체 리듬은 24.2시간이라 아주 조금 어긋나 있다. 이 어긋난 상태를 내버려 두면 신체 리듬이 깨져 자율신경 균형이 흐트러진다.

그런 일이 생기지 않도록 우리 몸은 아침에 햇빛을 받으면 체내시계가 초기화되도록 설계되어 있다. 그래서 나는 체내시계를 바로잡는 방법으로 '아침 걷기'를 추천한다.

참고로 체내시계 초기화 이외에도, 아침 햇살은 우리 몸에 매우 많은 영향을 끼친다. 그중 하나가 '행복 호르몬' 세로토닌이다. 아침에 햇빛을 받으면 세로토닌이 분비되어 우리 몸에 선순환이 일어난다.

예를 들자면, 다음과 같은 효과를 기대할 수 있다.

① 뇌를 깨운다.
② 스트레스를 가라앉힌다.
③ 아침에 분비된 세로토닌이 밤에는 멜라토닌으로 바뀌어 숙면을 돕는다.
④ 햇빛이 비타민 D의 합성을 촉진해 골다공증의 위험을 낮춘다.

자외선 노출로 생기는 기미가 신경 쓰이거나 피부를 태우고 싶지 않은 사람은 소매가 긴 옷을 입고 태양을 향해 손바닥을 펼친 채 걸어도 괜찮다. 손바닥은 다른 부위에 비해 멜라닌 색소가 적어 햇볕에 탈 위험이 적은 데다 손바닥에서도 비타민 D가 합성되기 때문이다.

일본 국립환경연구소와 도쿄 가정대학교의 연구팀이 얼굴과 손을 햇빛에 노출했을 때 하루에 필요한 비타민 D를 얻으려면 어느 정도 시간이 걸리는지를 조사[※70※71]했다. 그러자 자외선이 약한 12월 정오에는 오키나와 나하시에서 8분, 간토 지역의 쓰쿠바시에서 22분, 홋카이도 삿포로시에서 76분이 걸렸다(나하시, 쓰쿠바시, 삿포로시 순으로 위도가 높다-옮긴이 주).

한편 자외선이 강한 7월 정오에는 나하시에서 3분, 쓰쿠바시에서 4분, 삿포로시에서 5분이 걸렸다. 즉, 자외선이 강할수록 단시간에 비타민 D의 필요량을 채울 수 있었다. 이 결과만 보아도 역시 해가 떠 있는 시간대에 조금이라도 더 걷는 편이 좋다.

단 이른 아침, 잠에서 깨어난 직후에는 되도록 걷지 말자. 아침에는 우리 몸이 휴식 상태에서 활동 상태로 전환되기 때문에 자율신경이 불안정하다. 이때 갑자기 움직이면 혈압이 급격히 상승해 뇌경색이나 심근경색의 위험이 커질 우려도 있으므로 평소 생활습관병을 앓는 사람이나 고령자는 특히 주의해야 한다.

아침에 걷고자 할 때는 천천히 일어나서 식사를 마친 뒤에 걷기 바란다.

3

아침에는 낫토와 바나나를 먹자

트립토판 효과로 세로토닌이 합성된다

아침에 일어나면 물을 한 잔 천천히 마시라는 말을 들어본 적이 있을 것이다. 이는 자는 동안 빠져나간 수분을 보충하기 위해서다. 잠에서 깼을 때 우리 몸은 수분 부족 상태이므로 잊지 말고 아침에 일어나면 물을 마시자. 여름에는 탈수 증상을 예방하고 겨울에는 목의 건조를 막아 바이러스 감염 위험을 낮출 수 있다. 단, 한꺼번에 많은 양의 물을 벌컥벌컥 마시려다가 잘못 삼키면 큰일 나니 누운 채로 마시지 말고 침대에서 일어나 천천히 조금씩 마시자.

물을 마셨다면 이제 아침 식사를 할 차례인데, 걷기 전에 아침으로 과연 무엇을 먹으면 좋을까? 일본 고치대학교에서 대학 축구부 소속 남학생 50명을 세 개 그룹으로 나눈 다음 아침 식사와 일광욕이 수면과 정신 위생에 미치는 영향에 대해 조사[※42]했다. 연구팀은 각 그룹에 다음과 같이 지시하고 한 달 뒤에 컨디션을 비교했다.

그룹 ①: 아무런 지시를 하지 않는다.
그룹 ②: 한 달 동안 아침으로 낫토와 바나나를 먹는다.

그룹 ③: 한 달 동안 아침으로 낫토와 바나나를 먹고 식후에 30분간 햇빛을 쏘인다.

실험 결과 그룹③에서 뚜렷한 변화가 나타났다(다음 페이지의 도표 참고).

해당 그룹에 속한 학생들은 하루 종일 기분이 좋았고 아침에 개운하게 일어났으며 일찍 자고 일찍 일어나는 습관이 생겼다. 이는 낫토에 들어 있는 트립토판과 바나나에 많은 비타민 B6가 체내에서 행복 호르몬 세로토닌을 만들어낸 결과다. 트립토판이 세로토닌으로 전환되는 과정에서 비타민 B6가 촉매제로 작용하므로, 비타민 B6의 섭취도 간접적으로 세로토닌 합성에 관여하는 셈이다. '낫토와 바나나를 섞어 먹는다고?'라며 놀란 사람도 있겠지만, 이 연구에서는 아침으로 낫토를 포함한 식사를 하고 디저트로 바나나를 먹었다.

그런데 8월 7일 바나나의 날에 인터넷을 하다가 낫토와 바나나를 섞어 먹는 레시피(!)를 발견해 바로 시도해 보았더니 의외로 잘 어울렸다. 준비물은 바나나 한 개와 낫토 한 팩이다. 일단 바나나를 접시 위에 놓고 포크로 으깬다. 그런 다음 소스 없이 낫토를 으깬 바나나와 잘 섞으면 완성이다. 여기에 꿀을 넣으면 더 부드러운 맛이 난다. 나는 이것을 토스트에 발라서 낫토 바나나 토스트를 만들어 먹어 보았다. 손쉽게 만들 수 있고 맛도 있어서 디저트로 먹기에 아주 훌륭했다.

독자 여러분도 아침으로 트립토판과 비타민 B6가 듬뿍 담긴 음식을 먹고 아침 햇살을 받으며 걸어보길 바란다. 기분이 상쾌해지면서 자율신경과 호르몬 균형이 맞춰지는 것을 몸소 느낄 수 있을 것이다.

축구부원의 수면 변화

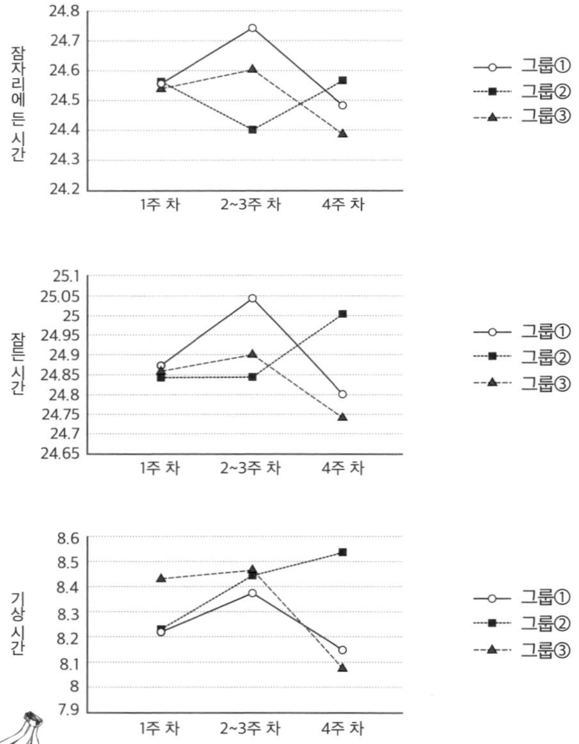

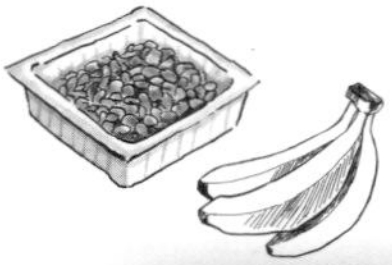

아침으로 낫토와 바나나를 먹고 식후에 햇빛을 쏘이면 개운하게 기상할 수 있고, 일찍 잠들어 일찍 일어나게 된다

출처: 와다 가이 외 4인, 고치현 내 운동부 소속 대학생에 대한 조식·햇빛 노출 개입이 개입 기간 중 수면·정신 위생에 미치는 영향, 일본생리인류학회지, 2010;15:97-103.을 바탕으로 작성

④

식전보다는 식후에 걷자

혈당의 급상승을 막아
혈당 스파이크를 예방할 수 있다

단 음식을 먹으면 기분도 좋고 위장도 만족하겠지만, 이때 우리 몸은 혈당의 과도한 상승을 막기 위해 췌장에서 대량의 인슐린을 내보내 혈당을 급격히 낮춘다.

보통 식사를 하면 혈당이 천천히 올랐다가 천천히 떨어지는데, 그렇지 않고 식후에 혈당이 급격히 올랐다가 급격히 떨어지는 상태를 '혈당 스파이크'라고 한다. 혈당 스파이크가 자주 일어나도 공복 시 혈당 검사에서는 정상으로 나오는 사람이 많아서 이를 '숨은 당뇨병'이라고 부른다.

혈당 스파이크가 일어나면 우리 몸은 바로 인슐린을 내보내는데 인슐린 분비가 적으면 식후 두 시간이 지나도 혈당이 떨어지지 않는다. 반대로 너무 많으면 졸음이 쏟아지고 나른함, 두통 외에도 짜증이나 구토감을 유발한다. 이 상태를 방치하면 다양한 독성 물질이 세포를 공격해 혈관이 손상되고 심장이나 뇌 질환을 일으킬 수 있다. 그래서 식후 혈당을 충분히 낮추는 것이 매우 중요하다.

이와 관련해 앞서 언급한 NHK-BS의 〈걷기는 과학이다〉라는 방송에서 소개한 독일체육대학교의 실험을 살펴보자.

독일체육대학교에서는 도넛을 먹은 학생을 '식후 바로 걷는 그룹'과 '식후 가만히 있는 그룹'으로 나누고 혈당을 비교했다. 실험 결과, 도넛의 칼로리가 높아 식후 혈당이 급격히 올랐지만, 먹고 바로 걸은 그룹은 가만히 있던 그룹에 비해 혈당이 빠르게 떨어졌다. 제4장 초반에 소개한 미국 조지워싱턴대학교의 '틈새 운동 효과'에 관한 연구※69에서도 매 식후 15분 동안 걸은 날의 24시간 평균 혈당이 가장 낮았다. 그래서 모두에게 식후 걷기로 여분의 당을 빨리 소비하여 혈당을 되도록 빨리 낮추라고 제안하고 싶다.

얼마 전에 한 텔레비전 프로그램에서 우리 집에 밀착 취재를 왔다가 내가 매일 백화점에서 가족을 위해 케이크 사는 모습을 보더니 "케이크를 매일 먹어도 괜찮습니까?"라고 질문했다. 나는 '먹고 바로 걷기'의 중요성을 강조했다.

혈당을 안정시키려면 식전보다는 식후에 걷는 편이 좋다. 덧붙여 식전에 걸으면 탈수 증상이 나타날 위험도 있으니 주의하자. 뒤에서 다시 설명하겠지만, 우리는 하루에 필요한 수분 중 상당량을 식사로 보충한다. 그래서 식전 걷기로 땀을 많이 흘리면 탈수 위험이 커진다.

그런 의미에서도 식전과 식후 중 언제 걸을지 고민이라면 '식후 걷기'를 추천한다.

5

30분마다 100초씩 걷자

한 번에 몰아 걷기보다
틈틈이 나눠 걷는 편이 효과적이다

제1장에서 소개한 뉴질랜드 오타고대학교의 조사에서도 확인했듯이, 틈틈이 자주 걸으면 혈당이 떨어진다(43쪽 참고). 이 조사에서는 18세에서 40세 사이면서 당뇨병이나 고혈압 환자가 아닌 사람 70명을 다음의 세 개 그룹으로 나눠 혈당을 비교했다.

그룹 ①: 9시간 내내 앉아 있는 그룹
그룹 ②: 30분 걷고 계속 앉아 있는 그룹
그룹 ③: 30분마다 100초씩 걷는 그룹

그 결과 마지막 그룹의 혈당이 가장 크게 떨어졌다. 즉, 한 차례 걸었어도 그 후 계속 앉아 있으면 의미가 없고 틈틈이 자주 걸어야 혈당이 떨어진다.

'혈당이 떨어진다면 혈압은?' 하고 궁금할 사람에게도 기쁜 소식이 있다. 틈틈이 자주 걸었더니 혈압이 떨어졌다는 내용의 조사 결과도 존재한다.

호주의 베이커 심장·당뇨병 연구소에서 통통한 중·장년의 남녀 70명을 다음의 세 개 그룹으로 나누고 혈압을 비교했다※72.

그룹 ①: 아침부터 8시간 내내 앉아서 생활한다.
그룹 ②: 아침 식사 시간을 포함해 1시간 앉아 있다가 30분간 걷는다. 그 후 6.5시간 내내 앉아서 지낸다.
그룹 ③: 아침 식사 시간을 포함해 1시간 앉아 있다가 30분간 걷는다. 그 후 6.5시간 동안 앉아서 지내다가 30분 간격으로 3분씩 걷는다.

실험 결과, 그룹①의 혈압을 기준으로 수축기 혈압(혈압계 위쪽에 표시되는 혈압)을 살펴보았더니 그룹②는 3.4mmHg 낮았고 그룹③은 5.1mmHg나 낮게 나왔다.

자주 걷을 때 혈압을 낮추는 효과가 더 크다

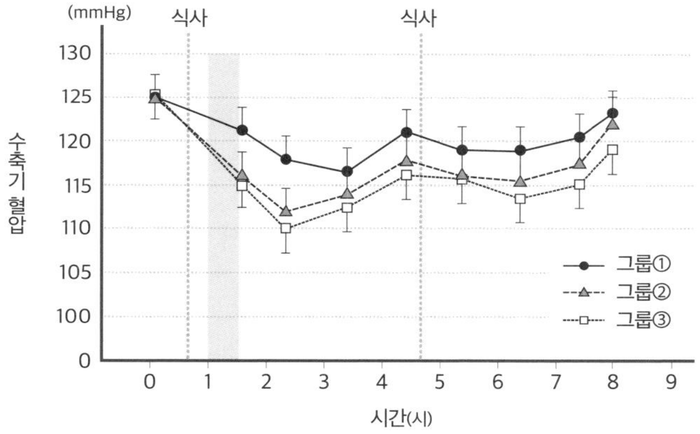

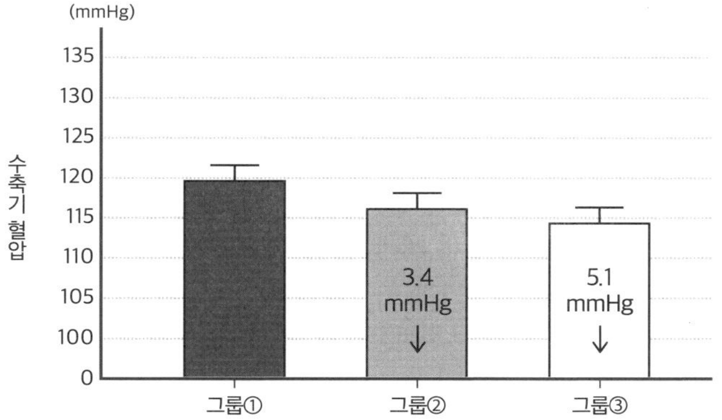

30분마다 3분씩 걸은 그룹의 혈압이 가장 낮았다

출처: Wheeler MJ, et al. Effect of Morning Exercise With or Without Breaks in Prolonged Sitting on Blood Pressure in Older Overweight/Obese Adults. Hypertension 2019 Apr;73 (4):859-867. doi:10.1161/HYPERTENSIONAHA.118.12373.을 바탕으로 작성

나는 그룹③처럼 틈틈이 자주 걸으라고 권하고 싶다. 그룹②처럼 아침 식사 후 30분만 걷고도 낮 동안 혈압이 떨어진다면 상당한 이득처럼 보이겠지만, 여러분은 되도록 그룹③을 목표로 삼길 바란다.

걷기 운동이라고 해서 꼭 밖에 나가 걸을 필요는 없다. 사내에서 다른 층까지 계단으로 걷기, 잠깐 복사하러 이동하기, 화장실 가기 등 뭐든 좋으니 내내 앉아만 있지 말고 볼일 보러 일어난 김에 3분 정도 슬슬 걷자.

이렇게 해서 혈압이 떨어진다면 참으로 감지덕지한 일이 아닌가.

6

걷기 전에 커피를 마시자

걷기 30분 전에 카페인을 섭취하면
지방이 연소된다

아침 식사 후, 매일 무엇을 마시는가?

1531년에 설립되어 긴 역사를 자랑하는 스페인 그라나다대학교에서 건강한 20, 30대 남성 15명을 대상으로 카페인과 유산소 운동의 관계를 조사했다[※73]. 연구팀은 물에 카페인을 녹여 만든 카페인 음료와 그냥 물을 준비했다. 두 음료는 맛과 냄새를 포함해 겉보기에는 모두 똑같았다.

연구 대상자에게는 둘 중 무엇인지 알려주지 않고, 해당 음료를 아침 또는 저녁에 마신 뒤 운동하라고 지시한 다음 지방이 얼마나 연소되었는지 알아보기 위해 최대 지방 산화율을 측정했다. 실험은 7일 간격으로 다음과 같이 네 차례 진행되었다.

① 오전 8시에 카페인 음료를 마시고 30분 뒤에 유산소 운동을 한다.
② 오후 5시에 그냥 물을 마시고 30분 뒤에 유산소 운동을 한다.
③ 오전 8시에 그냥 물을 마시고 30분 뒤에 유산소 운동을 한다.
④ 오후 5시에 카페인 음료를 마시고 30분 뒤에 유산소 운동을 한다.

그 결과, 그냥 물을 마셨을 때보다 카페인 음료를 마셨을 때 최대 지방 산화율이 오전에는 10.7%, 오후에는 29% 상승했다. 오후에 더 많은 지방이 연소되긴 했지만, 카페인 효과는 오전이든 오후든 분명하게 나타났다.

그래서 나는 '걷기 30분 전 커피'를 추천한다. 참고로 나는 아침에 아무리 바빠도 역 앞 스타벅스에서 커피를 산다. 때로는 테이크 아웃하지 않고 느긋하게 카페에 앉아 커피를 즐긴다. 그라나다대학교의 실험 결과를 참고하자면, 카페에서 커피를 마시는 경우 30분 동안 책을 읽고 그 후에 걷는 편이 더 효율적으로 체중을 감량할 수 있겠다.

앞으로는 나도 진료가 없는 날에 이렇게 해볼 생각이다.

카페인은 지방을 태운다

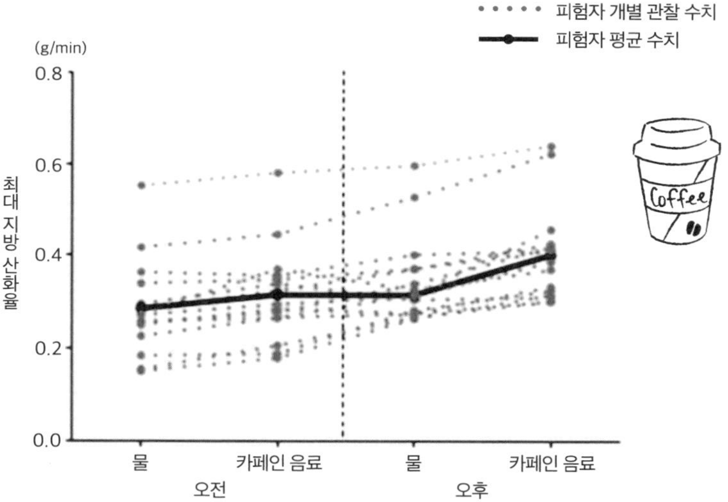

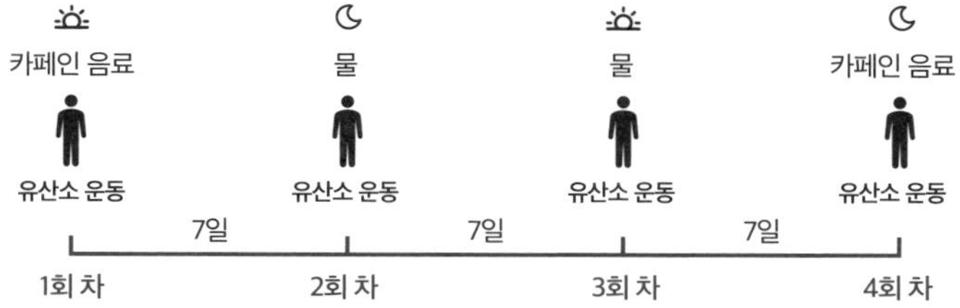

그냥 물보다 카페인 음료를 마셨을 때의 최대 지방 산화율이 오전에는 10.7%, 오후에는 29% 더 높았다

출처: Ramírez-Maldonado M, et al. Caffeine increases maximal fat oxidation during agraded exercise test: is there a diurnal variation? J Int Soc Sports Nutr.2021 Jan 7;18(1):5. doi: 10.1186/s12970-020-00400-6.을 바탕으로 작성

7

빨리 걸을 필요는 없다

고혈압인 사람은 빨리 걸으면
사망 위험률이 높아진다

"걸을 때 어느 정도 속도로 걸어야 좋을까요?"

종종 이런 질문을 받는다. 오타니식 걷기의 유일한 규칙은 '1만 보 걷기'다. 그 외에는 자유롭게 기분 좋은 방식으로 걸으면 된다. 속도에 예민해질 필요도 없다. 지금까지 이야기한 대로, 그저 걷기만 해도 건강을 개선하는 효과는 충분하기 때문이다.

"저는 평소 걷는 속도가 느린데, 느리게 걷는 사람은 빨리 죽는다는 게 사실인가요?"

때로는 이런 질문도 받는다. 이런 사람에게는 '보행 속도가 느려도 사망 위험은 커지지 않는다'라고 말하는 다음의 연구를 소개하고 싶다.

미국 오리건주립대학교에서 65세 이상의 고령자 남녀 2,340명을 대상으로 보행 속도와 사망률의 관계를 조사했다[※74]. 조사에 앞서 연구팀은 보행 테스트를 실시해 초당 0.8m 이상 걷는 사람, 즉 1분 동안 약 50m를 걷는 보행 속도가 느리지 않은 사람과 해당 수치 미만으로 걷는 보행 속도가 느린 사람으로 나누고 각각의 혈압 등을 기록해 두었다. 조사는 1999년에 시작되어 2006년 12월까지 이어졌는데, 해당 기간에 590명이 사망했다. 연구팀은 그 후 데이터를 분석하였고 다음과 같은 결과를 알아냈다.

- 보행 속도가 느리지 않은 사람이 고혈압인 경우, 고혈압이 아닌 사람에 비해 사망 위험률이 1.4배 높다.
- 보행 속도가 느린 사람은 고혈압이어도 사망 위험률이 오르지 않는다.

즉, 고혈압이면서 비교적 빠르게 걷는 사람은 사망 위험률이 높지만, 느리게 걷는 사람은 고혈압이어도 사망 위험률이 높아지지 않았다. 그러니 고령이고 고혈압 환자라면 종종걸음으로 조급하게 걷는 일은 삼가자. 혈관에 부담을 주어 심장이나 뇌 질환으로 사망할 위험이 커지기 때문이다. 참고로 이 조사에서 기준으로 정한 보행 속도인 초당 0.8m는 상당히 느린 속도다.

고령자의 경우, 특히 혈압을 고려한다면 오히려 천천히 걷는 편이 좋다. 나이가 들수록 노쇠의 문제도 간과할 수 없는데, 혈압을 관리하면서 천천히라도 꾸준히 걸으면 노쇠도 걱정 없다.

8

보폭은 65cm 이상을 목표로 하자

횡단보도에서 흰색 선을 건너뛰지 못한다면 주의가 필요하다

보폭이 좁아졌다면 치매 위험 신호다.

일본 국립환경연구소의 다니구치 유는 도쿄도 건강장수의료센터연구소에서 진행한 연구※75※76에 참여해 군마현과 니가타현에 거주하는 70세 이상 남녀 670명의 보폭을 측정한 뒤 남녀별로 보폭이 좁은 사람, 보통인 사람, 넓은 사람으로 분류했다. 보폭은 체격에 따라 차이가 나지만, 이 조사에서 '넓다'고 분류한 보폭은 남성 70cm 이상, 여성 65cm 이상이다.

그리고 약 3년 뒤에 다시 조사했더니, 보폭이 좁은 사람은 보폭이 넓은 사람에 비해 인지 기능 저하 위험이 3배 이상 높았다. 그래서 다니구치 연구원은 걸을 때 보폭을 65cm 이상 유지하라고 제안했다.

거리에서 이른바 종종걸음이라 부르는 보폭이 좁고 급한 걸음으로 걷는 사람을 볼 때가 있는데, 다니구치의 연구에 따르면 종종걸음은 치매를 부르는 걸음걸이라고 할 수 있다.

걸을 때는 의식적으로 65cm 이상의 보폭을 유지하면 좋겠지만, 현실적으로 걸으면서 줄자로 보폭을 잴 수는 없는 일이다. 그럴 때는 횡단보도를 참고하면 좋다. 횡단보도에서 흰색 선의 폭과 흰색 선 사이의 폭은 모두 대략 45cm다. 따라서 우선은 '횡단보도의 흰색 선을 건너뛰지 못한다면 주의가 필요하다'라는 생각으로 자신의 보폭을 한번 확인해 보자.

그런 다음 보폭 65cm 이상을 목표로 '흰색 선의 폭+절반' 정도의 폭을 기준으로 걸어 보면 어떨까. 실제로 해 보면 의외로 어려워서 좀처럼 잘되지 않는다. 그런 사람은 한 번에 넓게 걸으려 하지 말고 조금씩 보폭을 늘려가며 걷자. 보폭이 늘어나면 신체에 적당한 강도의 자극을 주고 치매도 예방할 수 있으니 일석이조다.

횡단보도에서 보폭을 확인하자

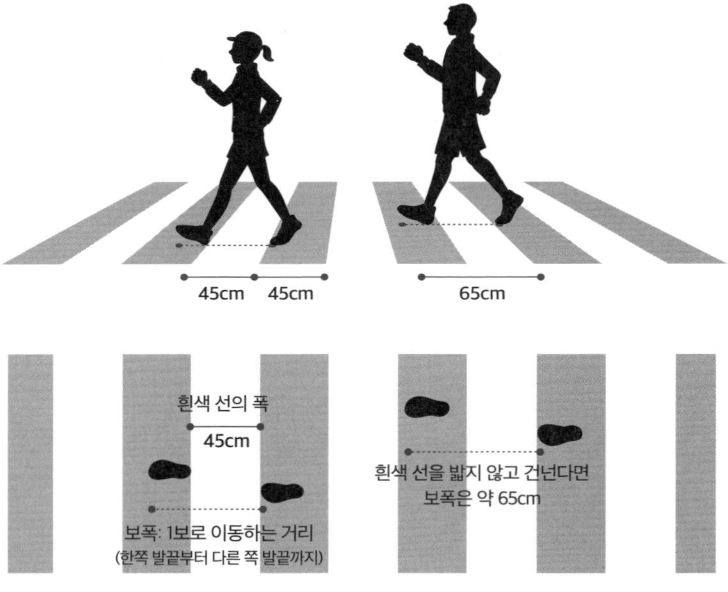

일본 국립환경연구소의 다니구치 유에 따르면, 인지 기능은
보폭과는 관련이 있지만 보행 속도와는 관련이 없다.
보폭 조절은 뇌 기능과 관련이 있으므로,
보폭이 좁다면 뇌에 이변이 생겼을 가능성이 있다.

보폭이 좁은 사람은 넓은 사람에 비해
인지 기능 저하 위험이 3배 이상 높다!

9

걸을 때는 가슴을 펴자

테스토스테론 증가, 코르티솔 감소로
남성 갱년기 증상을 개선한다?!

걸을 때의 자세를 검토하다가 재미있는 실험을 발견했다. 가슴을 펴고 걸으면 남성 갱년기 증상이 개선된다는 견해를 뒷받침할 만한 연구다. 바로 살펴보자.

미국 컬럼비아대학교의 연구팀이 남녀 42명에게 '등이 곧은 자세'와 '등이 굽은 자세'를 취하게 하고 호르몬 분비량을 비교했다[※77]. 그러자 등을 곧게 세우고 가슴을 편 자세에서는 테스토스테론이 증가하고 코르티솔이 감소하는 것으로 나타났다.

남성호르몬의 일종인 테스토스테론은 성적 기능뿐 아니라 근육, 골격, 의욕, 집중력에 관여한다. 소량이지만 여성에게도 분비되며 '의욕 호르몬'이라고도 부른다.

노화와 함께 찾아오는 테스토스테론의 감소는 남성 갱년기를 일으키는 요인 중 하나다. 때때로 활발하게 활동하던 남성이 갑자기 목숨을 끊었다는 슬픈 소식이 들려오는데, 이 역시 테스토스테론의 감소가 영향을 미쳤을 가능성이 있다.

한편 '스트레스 호르몬'이라고 불리는 코르티솔은 아드레날린, 도

파민과 함께 결정적인 순간에 힘을 내게 하는 호르몬이다. 다만 코르티솔이 지나치게 많으면 긴장 상태가 지속되어 피로해지는 역효과를 낳는다.

이 실험 결과를 통해 갱년기로 고민하는 남성이라면 특히, 걸을 때 햇빛을 쬐면서 가슴을 펴고 걸으면 좋다는 결론에 이를 수 있다. 가슴을 펴고 걷기만 해도 '의욕 호르몬'이 늘고 '스트레스 호르몬'이 줄어든다니 이보다 더 좋을 수는 없다. 그래서 나도 평소에 의식적으로 자세를 가다듬고 걷는다.

걸을 때는 가슴을 펴자

[미국 컬럼비아대학교의 실험]

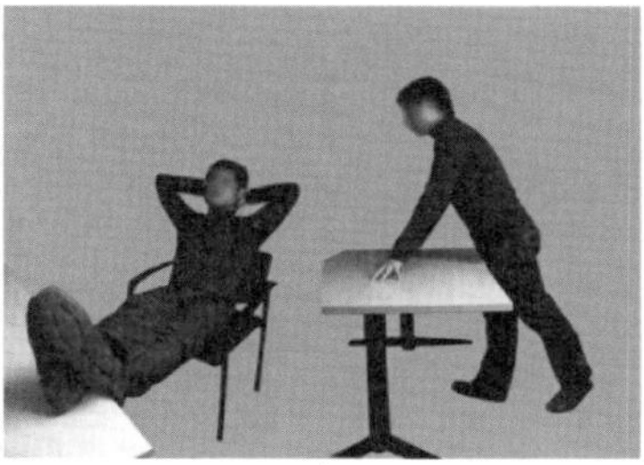

등을 곧게 세우고 팔다리를 벌린 자세

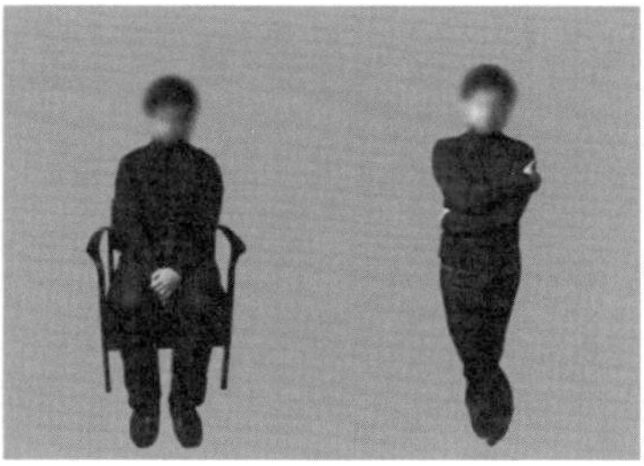

등을 굽히고 팔다리를 움츠린 자세

가슴을 펴면 테스토스테론이 증가하고 코르티솔이 감소한다

출처: Carney DR, et al. Power posing: brief nonverbal displays affect neuroendocrine levels and risk tolerance. Psychol Sci.2010 Oct;21(10):1363-8.doi: 10.1177/0956797610383437.Epub 2010 Sep 20.을 바탕으로 작성

[걷는 자세]

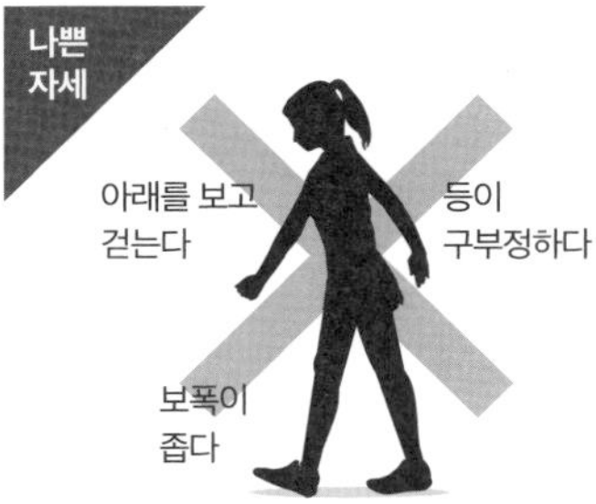

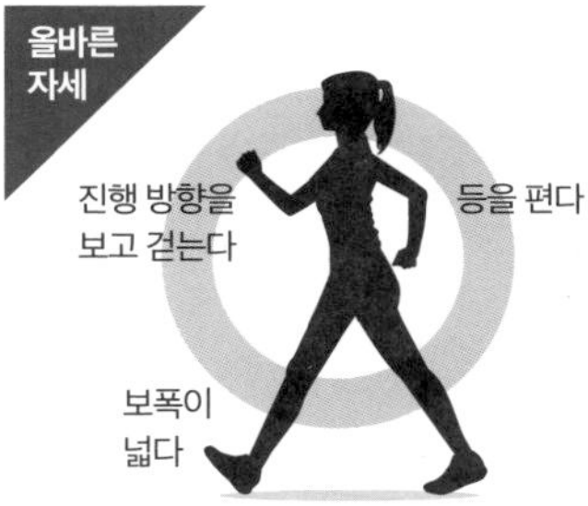

가슴을 펴고 걸으면 '의욕 호르몬'이 늘고
'스트레스 호르몬'이 줄어든다

10

계단은 올라갈 때보다 내려갈 때 더 효과 있다

내려갈 때 근육량이 증가하고 혈압, 혈당치, 중성지방, 나쁜 콜레스테롤이 감소한다

"건강을 위해 계단 오르기를 합니다!"

많은 이들이 지하철역이나 상가의 에스컬레이터를 이용하지 않고 계단 오르기에 열심이다. 꽤 지칠 텐데 말이다. 그렇다면 실제로 계단 오르기는 얼마나 효과 있을까?

국립대만사범대학교 연구팀은 '계단 오르기'와 '계단 내려가기'를 각각 주 2회로 시작해 서서히 횟수를 늘려 12주간 실시하고 그 효과를 비교했다[※78]. 그러자 의외로 계단 오르기보다 내려가기가 우리 몸에 더 이롭다는 결과가 나왔다.

예를 들자면, 무릎을 펴는 근육량이 계단을 올라갈 때는 14.6% 증가한 것에 비해 내려갈 때는 34.0% 증가했다. 심박수, 수축기 혈압, 혈당, 헤모글로빈 A1c, 중성지방, LDL 콜레스테롤도 계단을 내려갈 때 수치가 더 낮게 나왔고, 착한 콜레스테롤로 알려진 HDL 콜레스테롤은 내려갈 때 수치가 더 높았다.

다만 이 연구의 대상자는 '60세 이상의 비만 여성'이므로 젊은 사람도 마찬가지일 것이라고 단언할 수는 없다. 하지만 어떤 연령대든

결과는 크게 다르지 않을 것이므로 계단 오르기만을 고집할 필요는 없어 보인다.

의외의 결과에 놀라서 나도 계단 내려가기를 시도해 보았는데, 내려갈 때 미끄러져 넘어지지 않도록 신경 쓰기 때문인지 확실히 몸에 더 많은 부하가 걸렸다. 그렇기에 일정 연령 이상에서는 계단을 내려가는 편이 더 효과적이라 하는 것이고 나 자신도 그 효과를 몸소 느꼈다. 다만 계단을 올라갈 때든 내려갈 때든 아무쪼록 낙상을 주의해야 한다.

계단은 올라갈 때보다 내려갈 때 더 효과 있다

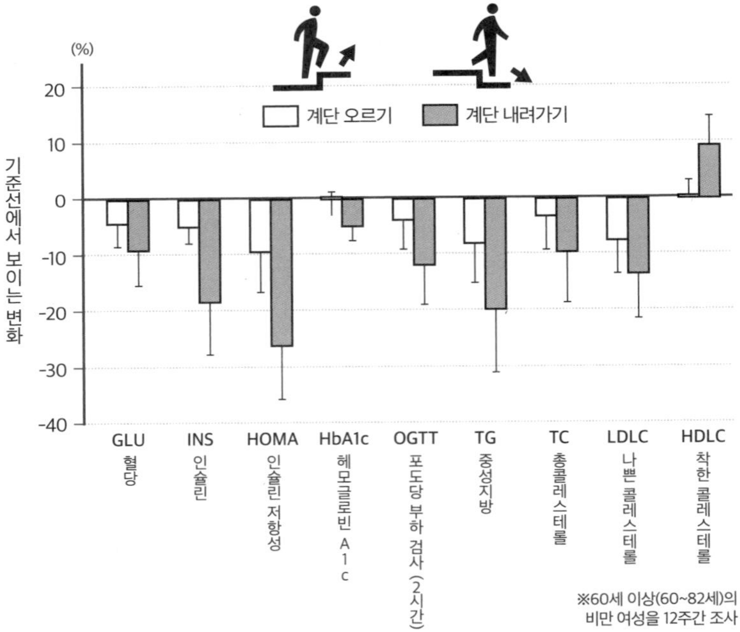

**계단 내려가기는 혈당, 인슐린 저항성, 포도당 부하 검사,
중성지방, 나쁜 콜레스테롤 수치를 낮추고
착한 콜레스테롤 수치를 높인다**

⬇

계단은 올라갈 때보다 내려갈 때 더 효과 있다

출처: CHENTC, et al. Effects of Descending Stair Walking on Health and Fitness of Elderly Obese Women. Med Sci Sports Exerc. 2017 Aug;49(8):1614-1622.doi : 10.1249/MSS.0000000000001267.을 바탕으로 작성

11

혼자보단 둘이 걷자

꾸준히 걸을 수 있고 귀중한 소통의 시간도 생긴다

혼자가 아닌 누군가와 함께 걸으면 더 즐겁다.

나도 종종 아내와 함께 걷고, 딸과 조금 먼 거리에 있는 케이크 가게나 고이시카와 식물원까지 걸어서 가기도 한다. 바쁜 아버지에게 소통을 겸한 걷기는 딸과 함께 보내는 소중한 시간이다.

그런데 혼자 걸을 때와 누군가와 함께 걸을 때 효과에 차이가 날까? 이런 의문이 생겼을 때 마침 미국 인디애나주의 퍼듀대학교에서 실시한 조사[※79]를 발견했다.

연구팀은 25세에서 79세에 해당하는 커플 70쌍에게 '혼자 걷기, 파트너와 걷기, 파트너와 손잡고 걷기'라는 세 가지 방식으로 '장애물 없는 길, 장애물 있는 길'이라는 두 가지 경로를 걷게 했다. 그러자 장애물이 있든 없든 보행 속도는 혼자 걸을 때 가장 빨랐고 파트너와 함께 걸으면 그보다 느렸으며 파트너와 손을 잡고 걸으면 한층 더 느려졌다.

결론적으로 이 실험에서는 파트너와 함께 걸으면 보행 속도가 느려져 걸음 수가 줄어드는 단점이 있다고 밝혔다. 하지만 그러한 단점을

상쇄하는 장점으로, 걷는 빈도가 늘고 다양한 사람과 소통하는 기회가 늘어 사회 활동이 증가한다고 강조했다. 또 고령자의 경우, 보행 속도를 높이기보다는 앉아 있는 시간을 줄이기 위해서라도 걷는 빈도를 늘려 걷는 습관을 들이는 것이 중요하다고 설명했다.

누군가와 함께 걸으면 보행 속도는 느려지게 마련이다. 하지만 걷는 시간이 즐거워 장시간 걸을 수 있고 혼자일 때보다 걷는 습관을 들이기도 수월해진다면 그 효과는 간과할 수 없다.

적지 않은 사람이 헬스장을 끊어놓고 거의 가지 않거나 얼마 못 가서 그만둔다. 하지만 누군가와 함께 걷는다면 꾸준히 지속하기도 훨씬 수월해진다.

걷기는 승부를 겨루는 경기가 아니며, 속도를 내고 싶다면 달리기를 하면 된다. 걸을 때는 속도보다 장시간 걷기나 걷는 습관 들이기를 목표로 하자. 함께 걷기는 목표 달성을 위한 하나의 좋은 선택지가 되어줄 것이다.

앞서 소개한 대로 반려견과 함께하는 산책도 효과가 있으므로 파트너와 함께 반려견을 데리고 산책하는 것도 좋다. 마음 건강에 한층 더 도움이 될 것이다.

'2주 동안 걷지 않으면 허벅지와 다리의 근육량이 저하한다'라는 연구 결과[※80]도 있으므로, 함께 할 파트너가 있다면 상대에게도 걷자고 권유하여 함께 걷기를 지속할 방법을 찾아보자.

12

도심보다는 숲길을 걷자

숲길 걷기는 혈압 저하, 인지 기능 향상,
우울 개선에 효과적이다

'쉬는 날 걷고 싶다!'

이런 마음이 든다면 숲길을 걷자. 몸과 마음이 한층 건강해진다.

의사이자 일본 홋카이도 나카톤베쓰초 국민건강보험병원의 원장이었던 스미토모 가즈히로는 고혈압 환자, 건망증 경향을 보이는 주민, 일반 주민을 대상으로 숲길 걷기가 우리에게 어떤 영향을 미치는지 조사했다[※81※82].

스미토모는 우선 고혈압인 남녀 20명에게 '숲길'과 '도심 거리'를 한 시간씩 걷게 한 뒤 어떤 변화가 생기는지 알아보았다. 그 결과, 숲길을 걸었을 때 혈압이 더 낮아졌다. 그뿐 아니라 스트레스 호르몬이 줄고 자율신경이 균형을 이루었으며 수면 상태도 개선되었다고 하니 놀라울 따름이다.

다음으로 일반 주민 310명에게도 숲길을 걷게 했더니 짜증 대신 의욕이, 분노 대신 너그러움이 생겼다고 보고했다.

추가로 숲길 걷기가 치매를 예방한다는 사실도 알아냈다.

건망증 경향을 보이는 주민 11명(평균 83.2세)에게 3개월 동안 일주일에 한 시간씩 꾸준히 숲길을 걷게 했더니, 치매 진단 테스트인 하세가와 치매 척도(100쪽 참고)의 점수가 올랐다. 그뿐 아니라 치매로 인한 우울 척도(SDS)나 부양 부담 척도의 수치도 개선되었다. 화장실조차 혼자 가지 못하던 사람이 스스로 식사하겠다고 나섰다니 참으로 놀라운 변화가 아닐 수 없다.

스미토모는 이를 숲의 향기 물질인 알파피넨(α-Pinene)의 항산화 작용과 오감을 자극하는 요소가 긍정적인 방향으로 작용한 결과라고 보았다[※82]. 이처럼 숲길 걷기가 건강에 미치는 효과에는 과학적 근거가 있다.

꼭 숲길이 아니어도 괜찮다. 공원이나 녹음이 짙은 거리에서도 많은 나무를 볼 수 있으니 장소를 잘 골라서 걷길 바란다.

숲길 걷기의 신체적 효과

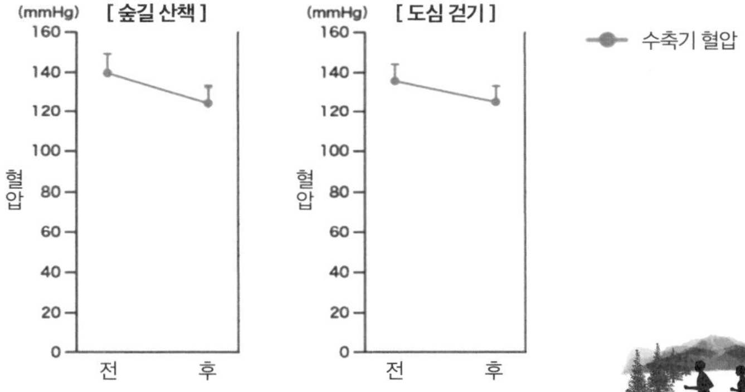

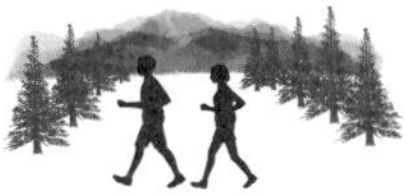

숲길 걷기의 심리적 효과

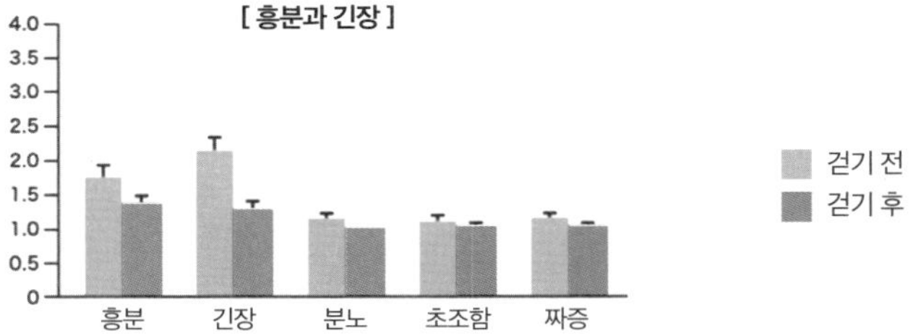

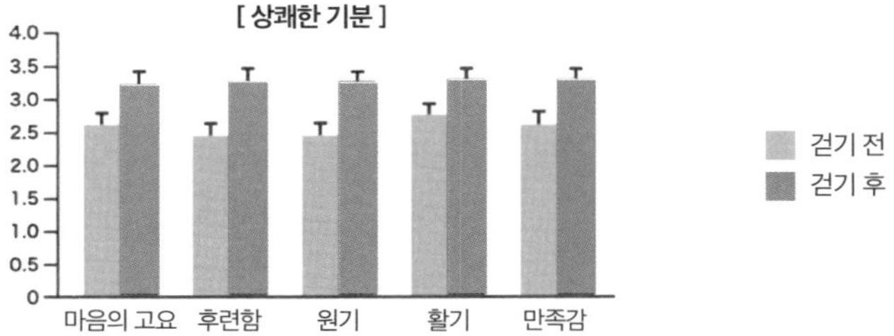

출처: Medical Tribune, 숲길 걷기가 혈압, 인지 기능, 우울에 미치는 효과, 2009, Medical Tribune(medical-tribune.co.jp)를 바탕으로 작성

13

공기 좋은 산책로를 경로에 넣는다

폐 기능을 지키기 위해 멀리 돌아가더라도
공기가 깨끗한 길을 걷자

걷는 습관을 지속하려면 합산해서 1만 보가 되는 '매일 걷는 경로'를 정해 놓아야 꾸준히 오래 하기 수월하다.

단순히 '집에서 가장 가까운 역까지의 최단 거리 2,000보'와 같은 식으로 경로를 만드는 것도 괜찮지만, 가능하다면 조금 멀리 돌아가더라도 공기 좋고 걷기 편한 길을 찾아서 걷자.

영국 임페리얼대학교 국립 심장·폐 연구소에서 대기오염과 질병 악화의 관계를 조사하기 위해 ①교통량이 많고 대기가 오염된 번화가인 옥스퍼드 거리와 그 인근의 ②공기가 깨끗하고 넓은 공원인 하이드파크에서 두 시간씩 걸은 후 결과를 비교하는 실험을 진행했다[※83].

실험에는 호흡기 질환 환자, 심근경색이나 협심증 환자, 건강한 사람이 각각 40명씩 참가했다. 참고로 옥스퍼드 거리는 초미세먼지(PM 2.5), 미세먼지(PM 10), 이산화질소 등의 수치가 높은 거리다.

실험 결과, 호흡기 질환 환자는 옥스퍼드 거리를 걷고 난 뒤에 기침, 가래, 숨 가쁨, 쌕쌕거림과 같은 증상이 한꺼번에 나타났다. 한편 질병 유무에 관계없이 하이드파크를 걷고 난 뒤에는 모든 참가자의 폐 기능이 개선되었다.

나는 호흡기 전문의이기 때문에 누구보다도 호흡기의 소중함을 잘 알고 있다.

그렇기에 유산소 운동을 한다면 반드시 교통량이 적고 '공기가 깨끗한 길'을 골라서 걸으라고 말하고 싶다.

도심에서도 공원이나 녹음이 짙은 거리는 간선 도로 바로 근처에서 비교적 자주 발견된다. 내 클리닉이 있는 도심지 이케부쿠로에도 간선 도로 주변에 공기가 깨끗한 동네가 다수 존재한다. '그저 걷기'만 하면 되는 간편함이 걷기의 장점이지만, 공기가 더러운 거리를 오래 걸으면 폐 기능이 나빠져 안 하느니만 못하게 된다.

걷는 습관을 들이려는 사람은 공원을 가로지르는 길이나 산책로와 같은 걷기 좋은 환경을 골라야 한다. 자신이 직접 정한 공기가 깨끗한 경로를 마음 놓고 걸으면 습관화하기 쉽고 효과도 더 좋다.

14

코털은 너무 많이 뽑지 말자

코털의 밀도가 높으면 천식 발병 위험이 낮아진다

유산소 운동인 걷기를 할 때는 코호흡을 하는 편이 좋다. 코로 호흡하면 입보다 위쪽에 있는 상인두가 열리기 때문에 많은 공기를 깊게 들이마실 수 있다. 하지만 입으로 호흡하면 목이 건조해져서 감염증에 걸리기 쉽다.

숲길이나 공원이어도 대기 중에는 정체 모를 이물질이 떠다니게 마련이다. 꽃가루나 먼지도 문제다. 이때 중요한 역할을 하는 것이 코털이다. 코로 숨을 쉬면 코털이 필터 역할을 해 이물질을 걸러 줄 뿐 아니라, 공기가 코털을 지나면서 따뜻하고 습해져 바이러스 감염을 예방한다.

이처럼 맹활약하는 코털의 효과를 뒷받침하는 논문을 찾았기에 바로 소개하겠다.

튀르키예의 한 대학교 연구팀이 알레르기 비염이 있는 남녀 230명을 코털의 밀도에 따라 '고·중·저'로 나누고 '코털의 밀도'와 '기관지 천식'의 관계를 조사했다※84. 그러자 놀랍게도 코털의 밀도가 높은 사람은 천식의 위험이 낮아졌다. 즉, 코털이 빽빽할수록 알레르기를 일으키는 이물질을 잘 막아 낸 것이다.

제1장에서 이야기했듯이, 걷기는 심폐 기능을 강화한다. 하지만 늘 공기 좋은 길만 골라서 걸을 수 있으리라는 보장이 없다. 그러니 오래도록 건강하게 걷기 위해서라도 고밀도 천연 필터인 코털은 너무 많이 손질하지 말자.

소개한 논문은 코털의 '밀도'를 다룬 것이므로, 이를 참고해 코털은 되도록 뽑지 말고 지나치게 깎지도 말고 아껴 주기 바란다.

15

여름과 겨울 전에도 꾸준히 걷자

열 순응을 돕고 환절기 알레르기를 예방한다

27℃인 방에서 태국인과 일본인이 족욕을 했다. 과연 누가 땀을 더 많이 흘릴까?

이것은 퀴즈가 아니라, 일본 나가사키대학교 열대의학연구소에서 발표한 연구 논문[※85]이다. 정답은 일본인이다. 일본인은 태국인보다 많은 땀을 흘려야 체온을 조절할 수 있기 때문이다.

우리 몸이 더위에 순응하는 것을 '열순응'이라고 한다. 일본인은 날이 더워지면 땀을 흘려서 열을 내보내는 방식으로 수일에서 수십일이라는 비교적 짧은 기간 동안 더위에 순응한다. 이를 '단기 열순응'이라고 한다.

한편 열대에 사는 태국인은 수년에 걸쳐 더위에 순응하는 '장기 열순응'을 한다. 그들은 피부의 혈류량을 늘려 온도가 높아진 피부에서 열을 내보내는 방식으로 체온을 조절한다. 그래서 땀을 적게 흘리고 탈수증도 잘 생기지 않는다.

더위에 순응하는 방식은 인종이 아니라 환경에 따라 달라진다. 그래서 일본에서 오래 산 말레이시아인은 땀을 흘려서 더위에 대처하는 단기 열순응 체질로 변한다[※86]. 반대로 열대에 오래 산 일본인은 서서히 땀의 양이 줄다가 장기 열순응 체질로 변한다[※87].

일본인은 보통 7월부터 8월 사이에 더위에 순응하기 시작한다. 일본에서 골든 위크 바로 다음인 5월 초부터 장마가 끝나는 7월 중순에 걸쳐 열사병으로 쓰러지는 사람이 늘어나는 이유는 땀을 잘 흘리는 몸이 되기도 전에 기온이 급격히 상승하기 때문이다. 그러므로 온난화가 심각한 요즘 시대에는 여름이 오기 전에 '땀을 잘 흘리는 몸'으로 만들어 놓아야 여름을 이겨낼 수 있다.

본론을 말하자면, 위와 같은 이유로 '열사병이 우려되니 햇빛이 강해지는 봄에는 걷기를 삼가야 한다'라는 말은 옳지 않다. 열심히 걸어서 봄부터 땀을 잘 흘리는 몸으로 만들어 놓으면 여름에 찾아올 열사병을 확실하게 막을 수 있다.

그렇다면, 가을과 겨울의 걷기에는 어떤 효과가 있을까?

가을부터 시작되는 컨디션 저하의 원인은 대부분 기온의 일교차 때문이다. 심한 일교차로 인해 생기는 비염을 일반적으로는 환절기 비염, 의학용어로는 혈관 운동성 비염이라고 한다. 환절기 비염은 자율신경의 균형이 깨져서 생긴다고 알려져 있다.

그런 의미에서 가을과 겨울에도 걷기가 중요하다. 앞서 이야기한 대로, 걸으면 자율신경의 균형이 바로잡힌다. 가을에도 꾸준히 걸어서 자율신경을 안정시켜 놓으면 환절기 비염에 대비할 수 있을 뿐 아니라 자율신경과 함께 마음도 안정된다.

꾸준히 걸어서 하체 근육량을 늘리면 기초대사량이 높아진다. 걸으면 종아리 근육이 수축과 이완을 반복하면서 정맥의 혈액이 심장으로 돌아와 혈류를 개선한다. 종아리를 '제2의 심장'이라고 부르는 이유도 이 때문이다. 혈류가 개선되면 몸이 잘 붓지 않고 자율신경이 한층 더 안정되는 선순환이 일어난다. 그러므로 겨울이 오기 전에도 열심히 걷자.

최근에는 겨울철 실내와 외부의 기온 차이가 문제시되고 있다.

일본 치바대학교에서 환절기 비염을 일으키는 기온 차에 관한 흥미로운 실험을 했다[※88]. 실험에 따르면, 실내 온도가 20℃일 때 13℃의 찬 공기를 들이마셨더니 비염이 생겼다고 한다. 즉, 겨울철 7℃ 이상의 기온 차는 위험하다.

정리하자면, 여름에는 더위를 고려해야겠지만 일반적으로 걷기는 사계절 내내 유효하다.

16

걸을 때 수분 보충은 물이면 충분하다

이온 음료는 당분 함유량이 높으니
많이 마시지 않도록 유의하자

열심히 걷고 땀을 흘린 후 이온 음료를 마시는 사람이 있는데, 결론부터 말하자면 이온 음료는 마실 필요가 없다. 여름 직전을 제외하면, 목마를 때의 수분 보충은 '물'이나 '이뇨 작용이 없는 무카페인 차'로 충분하다.

땀은 99%가 물이고 나머지가 나트륨, 칼륨, 마그네슘과 같은 미네랄이다. 우리 몸이 더위에 순응한 뒤인 8월 하순부터는 땀을 흘려도 미네랄 손실이 크지 않으므로 염분 보충은 필수가 아니다.

의대생이라면 누구나 아는 《생리학》이라는 교과서에 따르면, 하루에 필요한 수분량은 약 2~3L다. 그런데 우리는 식사하면서 약 1.3L의 수분을 섭취하고 생활하면서 약 1.2L의 음료수를 마신다. 평소 생활하면서 일반적으로 하루에 2L가량 물을 마시므로 여름을 제외하면 걷는 도중 수분 보충에 예민해질 필요는 없다.

걸으면서 얼마나 수분을 보충해야 하는지는 어떤 식으로 땀을 흘렸는지에 달렸지만, 여름 이외의 계절에는 물 500mL 정도를 기준 삼으면 된다. 다만 여름에는 탈수 상태에 빠지기 쉬우므로 1L 이상 마시자.

더위에 순응하기 전에 땀을 많이 흘렸다면 때로는 염분 보충을 위해 이온 음료를 마실 필요가 있다. 열순응 전에는 염분 등의 미네랄이 많이 함유된 끈적끈적한 땀이 나고, 열순응 후에는 미네랄이 적은 물 같은 땀이 난다. 이것을 기준 삼아 끈적한 땀을 대량으로 흘렸을 때는 이온 음료를, 그렇지 않을 때는 물을 마시면 된다고 기억해 두자.

다시 한번 말하지만, 더위에 잘 순응한 뒤에 한여름을 맞이하면 일반적으로는 이온 음료를 마실 필요가 없다. 이온 음료는 땀을 너무 많이 흘려서 현기증, 다리 근육 경련, 두통, 구역질 같은 탈수 상태에 가까운 증상이 나타날 때 마시자.

시중에 파는 이온 음료에는 상당량의 당분이 들어 있으므로 되도록 1L 이내로 마시고, 부족한 수분은 물이나 이뇨 작용이 없는 무카페인 차로 보충하자.

탈수 상태에 빠졌다면 차라리 마시는 수액을 만들어 먹는 편이 낫다. 마시는 수액은 집에서도 손쉽게 만들 수 있다. 레시피는 다음과 같다.

마시는 수액 만드는 방법

설탕 40g(상백당 4.5큰술)과 소금 3g(1/2작은술)을 물 1L에 잘 녹인다.

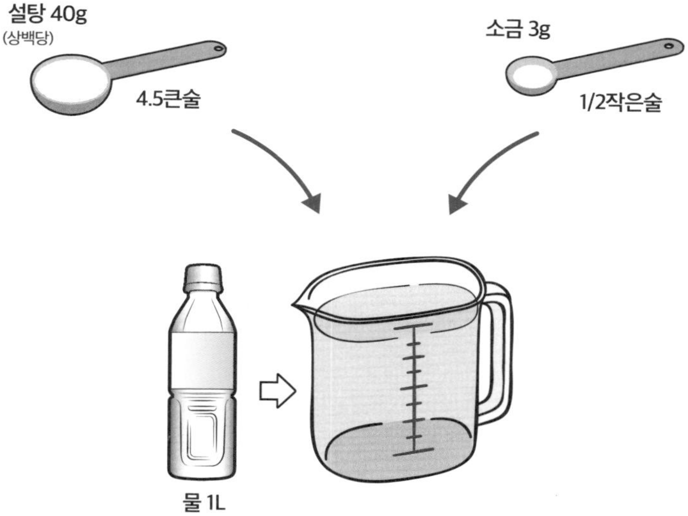

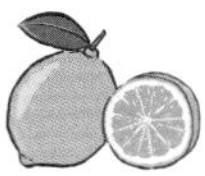

★ 레몬즙을 추가하면 칼륨을 보충할 수 있다!

★ 만든 뒤에는 냉장 보관하고 다음 날까지 모두 사용한다.

출처: 제생회 중앙병원, 염분과 탈수—경구수액 만드는 방법, 제생회(saiseikai.or.jp.)를 바탕으로 작성

17

감기일수록 걷자

감기 초기에는 걷기, 사우나, 닭고기 수프가 잘 듣는다

"감기 초기에는 달리기와 사우나지."

미국 미시간대학교에서 유학하던 시절 친구가 한 말이다. 뒤에서 다시 설명하겠지만, 이는 실제로 일리 있는 말이다. 다만 지금은 체력이 남아돌던 학창 시절의 내가 아니기 때문에, 나는 이것을 '감기 초기에는 걷기와 사우나'로 바꿔 말하고 싶다.

평소 꾸준히 격렬하게 운동하던 사람이 아니라면, 보통 격렬한 운동을 하고 난 뒤에는 면역력이 떨어진다[※24※25]. 하지만 달리기나 걷기는 그 정도로 강도가 세지 않다. 오히려 달리기나 걷기 정도의 운동을 하면 면역 세포 중 하나인 NK세포가 활성화되어 면역력이 올라간다[※89]. 그래서 나는 이제 막 감기에 걸린 초기 단계에는 걷기로 바이러스를 물리친다. 단, 감기 초기에는 15분 정도만 걷는 것이 좋다.

감기일 때 걷는 이유는 몸을 단련하기 위해서가 아니므로, 면역력이 살짝 오를 정도로만 가볍게 운동하는 것이 적당하다.

감기일 때 걷고 나서 사우나를 하면 더 효과적이다.

실험 데이터에 따르면, 감기를 일으키는 바이러스 가운데 하나인 리노바이러스는 33℃에서 활성화되어 37℃ 이상에서 사멸한다[※90※91]. 걸을 때 바깥 공기에 노출되는 코 부위의 온도는 약 33℃다. 따라서 걷기로 면역력을 높인 뒤에 사우나로 코의 표면을 따뜻하게 하면 리노바이러스가 증식하지 않는다.

핀란드에서 실시한 조사[※92]에 따르면 주 1회 사우나 하는 남성을 기준으로 보았을 때, 심혈관 질환으로 돌연사할 위험이 주 2~3회 사우나 하는 남성은 22% 감소, 주 4~7회 사우나 하는 남성은 63% 감소했다.

그뿐 아니라 사우나는 치매와 우울증을 예방하고 정신 건강에도 이로우며 근육량 유지에도 도움이 된다. 이 정도면 '걷기 후 사우나는 최강'이라 할 만하다.

걷고 나서 사우나로 몸을 따뜻하게 한 뒤에는 닭고기 수프를 먹으면 좋다. 일본에서는 오래전부터 감기에는 계란술이 좋다고 알려져 있는데, 미국에서는 감기에 걸리면 닭고기 수프를 먹는다고 한다.

닭가슴살에 들어 있는 카노신과 안세린은 백혈구의 일종인 호중구를 활성화한다. 호중구는 세균을 잡아먹기 때문에, 감기로 약해진 몸 안에 호중구를 활성화하면 우리 몸을 더욱 굳건히 지킬 수 있다[※93※94※95].

마치는 글

살다 보면 여러 가지 일을 겪게 마련이다.

그런 일들을 이겨 내려면 무엇보다도 컨디션 관리가 중요하다.

우리는 걷기가 몸에 좋다는 사실을 머리로는 알면서도 바쁘고 시간이 없어서 할 수 없다고 말한다.

하지만 여러 논문을 살펴보면, 본문에서도 소개했듯이 걷기는 감기, 대사 증후군, 생활습관병뿐 아니라 스트레스, 불면증, 우울증, 불안을 개선하고 자율신경 기능과 관련 있는 갱년기 증상 개선, 뇌의 영역인 치매 예방이나 인지 기능 향상에도 영향을 미친다. 나아가 암이나 감염증 같은 내과 질환에도 효과가 있으며 사망률도 낮춘다. 이 정도 효과라면 바쁘다는 핑계로 미루기에는 너무 아까운 운동이다.

특히 이 책을 집필하면서 걷기가 창의성을 높인다는 사실에 매우 놀랐다. 초등학교 시절부터 친하던 내 친구도 아침에 걷기 시작한 이후로 일할 때 아이디어를 낼 수 있게 되었다고 한다. 여러분도 걷기 시작하면 몸과 마음이 건강해질 뿐만 아니라 다양한 아이디어가 떠오르고 창의력이 향상되는 것을 실감하리라 확신한다.

'수면 부채'라는 말을 들어본 적이 있을 것이다. 이를 운동에 대입하면, 필요한 운동량에서 실제 운동량을 뺀 나머지가 '운동 부채'로 쌓인다. 운동의 경우에는 휴일에 걷는 양을 늘려서 부채를 갚는 것도 허용된다.

나도 2년 전 걷기를 막 시작한 무렵에는 주로 휴일에 걸으며 운동 부채를 갚았다.

앞에서 주 150분 이상 걷기가 코로나 중증화와 우울증 발병 예방에 효과적이라는 논문을 소개했는데, 이처럼 걷기는 주 단위로 합산해서 운동 부채를 갚아도 괜찮다.

다만 혈당 조절을 고려하면 날마다 걷는 것이 가장 효과적이다. 일본 후생노동성이 발표한 '건강 일본 21'에도 '걸음 수는 1일 1만 보를 확보하는 것이 이상적'이라고 기재되어 있다.

나는 걷기에 대해 '일단 시작하라', '가능하면 매일 꾸준히 걸어라'라고 당부하고 싶다. 휴일에 워킹화를 신고 열심히 몰아서 걷는 것도 좋지만, 걷기는 가능하다면 매일 꾸준히 하는 것이 중요하다. 그렇다고 해서 지나치게 집착할 필요도 없다.

나도 평일에는 진료복에 구두나 샌들을 신고 아침에 2,000보, 낮에 3,000보, 진료 후에 2,000보, 저녁 식사 후에 4,000보로 나눠서 꾸준히 틈새 걷기를 실천하고 있다.

이런 나도 몇 년 전까지는 걷기를 대수롭지 않게 여겼다. 고령자에게는 신체 부담이 적은 걷기가 적절하지만, 나는 아직 스포츠센터에서 수영과 근력 운동을 할 때라고 생각했다. 복싱에 빠졌을 때도 격렬한 운동이 주는 쾌감을 즐기며 꾸준히 몸을 단련했다. 하지만 코로나를 계기로 기존에 하던 운동을 걷기로 바꾸자, 격렬한 운동을 할 때보다 더 즐겁고 알찬 일상이 나를 기다리고 있었다. 꾸준히 걸음으로써 우리의 몸과 두뇌, 업무 성과에 미치는 효과를 체감한다면 누구든 평생 즐거운 마음으로 걷기를 지속할 수 있다.

가족이나 파트너와 함께 걷는다면 미소가 늘고 한층 효과적으로 시간을 보내게 되었음을 실감할 것이다. 직장인도 걸으면서 몸과 마음의 컨디션을 관리하면 건강에 대한 불안이 가라앉고 창의적인 업무 성과를 꾸준히 낼 수 있을 것이다.

의학 논문과는 별개로 내 개인적 경험으로 느낀 또 다른 효과를 들자면, 발걸음이 가벼워졌다. 가까운 상점에서 물건을 사거나 장을 볼 일이 생기면 내가 간다고 나서고 택시를 타는 빈도도 확연히 줄었다. 이전에는 바로 택시를 탔지만, 최근에는 '이 정도 거리면 걸어서 갈 수 있겠다'라고 생각한다.

걸으면 몸과 머리와 마음이 건강해지고 컨디션도 좋아지니, 이로운 일만 가득하다. 그러니 즐기면서 꾸준히 걷자. 만약 걷다가 거리에서 나를 본다면 그냥 지나치지 말고 말 한마디 건네주면 기쁘겠다.

끝까지 읽어 주어서 진심으로 감사하다.

빠듯한 일정 속에서 정성스럽게 이 책을 만들어 주신 관계자 여러분과 걷기의 중요성을 이해하고 함께 걸어주는 가족에게도 이 자리를 빌려 감사의 말을 전한다.

독자 여러분이 걷기의 힘으로 몸과 마음이 충만해지고 멋진 아이디어가 샘솟는 빛나는 나날을 보내길 바란다.

오타니 요시오

참고문헌

제1장

1 Koyama T, et al. Effect of Underlying Cardiometabolic Diseases on the Association Between Sedentary Time and All - Cause Mortality in a Large Japanese Population:A Cohort Analysis Based on the J - MICC Study. J Am Heart Assoc. 2021 Jul6;10(13):e018293. doi: 10.1161/JAHA.120.018293. Epub 2021 Jun 14.

2 Bauman A et al. The descriptive epidemiology of sitting. A 20-country comparison using the International Physical Activity Questionnaire (IPAQ). Am J Prev Med. 2011Aug;41(2):228-35. doi: 10.1016/j.amepre.2011.05.003.

3 Ekelund U, et al. Does physical activity attenuate, or even eliminate, the detrimental association of sitting time with mortality? A harmonised meta-analysis of data from more than 1 million men and women. Lancet. 2016 Sep 24;388(10051):1302-10.doi:10.1016/S0140-6736(16)30370-1. Epub 2016 Jul 28.

4 Patel AV, et al. Prolonged Leisure Time Spent Sitting in Relation to Cause-Specific Mortality in a Large US Cohort. Am J Epidemiol. 2018 Oct 1;187(10):2151-2158. doi: 10.1093/aje/kwy125.

5 Sheehan CM, et al. Associations of Exercise Types with All-Cause Mortality among U.S. Adults. Med Sci Sports Exerc. 2020 Dec;52(12):2554-2562.doi: 10.1249/MSS.0000000000002406.

6 Momma H, et al. Muscle-strengthening activities are associated with lower risk and mortality in major non-communicable diseases: a systematic review and meta-analysis of cohort studies. Br J Sports Med. 2022 Jul;56(13):755-763. doi: 10.1136/bjsports-2021-105061. Epub 2022 Feb 28.

7 일본 통풍·핵산대사학회 가이드라인 개정위원회 편집, 진단 및 치료사, 《고요산 혈증·통풍 치료 가이드라인 2019 개정》, "생활지도", 141-144.

8 Saint-Maurice PF, et al. Association of Daily Step Count and Step Intensity With Mortality Among US Adults. JAMA. 2020 Mar 24;323(12):1151-1160. doi: 10.1001/jama.2020.1382.

9 Gates LS, et al. Recreational Physical Activity and Risk of Incident Knee Osteoarthritis: An International Meta-Analysis of Individual Participant-Level Data.Arthritis Rheumatol. 2022 Apr;74(4):612-622. doi: 10.1002/art.42001.

10 Ozato N, et al. Association between Visceral Fat and Brain Structural Changes or Cognitive Function. Brain Sci. 2021Aug4; 11(8):1036. doi:10.3390/brainsci11081036.

11 Peddie MC, et al. Breaking prolonged sitting reduces postprandial glycemia in healthy, normal-weight adults: a randomized crossover trial. Am J Clin Nutr. 2013 Aug;98(2):358-66. doi: 10.3945/ajcn.112.051763. Epub 2013 Jun 26.

12 일본비만학회 편집, 라이프사이언스출판, 《비만증 치료 가이드라인 2016》, 비만에 관한 병태, 11-13.

13 근감소증 진료 가이드라인 작성위원회 편집, 라이프사이언스출판, 《근감소증 진료 가이드라인 2017》, 근감소증의 예후와 결과는? 17-19.

14 시모카타 히로시 외, 역학 연구로 본 근감소증과 그 위험성-특히 영양과의 연관성, 일본노년의학회지, 2012; 49: 721-5.

15 Sallis R, et al. Physical inactivity is associated with a higher risk for severe COVID-19 outcomes: a study in 48 440 adult patients. Br J Sports Med 2021 Oct;55(19):1099-1105. doi: 10.1136/bjsports-2021-104080. Epub 2021 Apr 13.

16 Neter JE, et al.Influence of Weight Reduction on Blood Pressure: a meta-analysis of randomized controlled trials. Hypertension. 2003 Nov;42(5):878-84. doi: 10.1161/01. HYP.0000094221.86888. AE. Epub 2003 Sep 15.

17 일본고혈압학회 고혈압 치료 가이드라인 작성위원회 편집, 라이프사이언스출판, 《고혈압 치료 가이드라인 2019》, 운동 강압 요법. 67-68.

18 Garduno AC, et al. Associations of Daily Steps and Step Intensity With Incident Diabetes in a Prospective Cohort Study of Older Women: The OPACH Study. Diabetes Care. 2022 Feb 1;45(2):339-347.doi: 10.2337/dc21-1202.

19 Tamura Y, et al. Effects of diet and exercise on muscle and liver intracellular lipid contents and insulin sensitivity in type 2 diabetic patients. J Clin Endocrinol Metab. 2005 Jun;90(6):3191-6.

20 Shlipak MG, et al. Effect of Structured, Moderate Exercise on Kidney Function Decline in Sedentary Older Adults : An Ancillary Analysis of the LIFE Study Randomized Clinical Trial. JAMA Intern Med. 2022 Jun 1;182(6):650-659. doi:10.1001/jamainternmed.2022.1449.

21 Amidei CB, et al. Association of physical activity trajectories with major cardiovascular diseases in elderly people. Heart. 2022 Mar;108(5):360-366.doi:10.1136/heartjnl-2021-320013. Epub 2022 Feb 14.

22 Roake J, et al. Sitting Time, Type, and Context Among Long-Term Weight-Loss Maintainers. Obesity. 2021 Jun;29(6):1067-1073. doi: 10.1002/oby.23148.

23 Byberg L, et al. Total mortality after changes in leisure time physical activity in 50 year old men: 35 year follow-up of population based cohort. BMJ. 2009 Mar 5;338:b688.doi: 10.1136/bmj.b688.

24 Nieman DC. Exercise, upper respiratory tract infection, and the immune system. Med Sci Sports Exerc. 1994 Feb;26(2):128-39. doi: 10.1249/00005768-199402000-00002.

25 Nieman DC, et al. The Effects of Moderate Exercise Training on Natural Killer Cells and Acute Upper Respiratory Tract Infections. Int J Sports Med. 1990 Dec;11(6):467-73. doi: 10.1055/s-2007-1024839.

26 Ukawa S et al. Associations of Daily Walking Time With Pneumonia Mortality Among Elderly Individuals With or Without a Medical History of Myocardial Infarction or Stroke: Findings From the Japan Collaborative Cohort Study. J Epidemiol. 2019 Jun 5;29(6):233-237.doi: 10.2188/jea. JE20170341. Epub 2018 Sep 22.

27 Kunutsor SK et al. Physical activity reduces the risk of pneumonia: systematic review and meta-analysis of 10 prospective studies involving 1,044,492 participants. GeroScience 2022;44:519-532. doi: 10.1007/s11357-021-00491-2. Epub 2021 Nov 25.

28 Teramoto S, et al. High incidence of aspiration pneumonia in community- and hospitalacquired pneumonia in hospitalized patients: a multicenter, prospective study in Japan. J Am Geriatr Soc. 2008 Mar;56(3):577-9.doi: 10.1111/j.1532-5415.2008.01597.x.

29 Moore SC, et al. Association of Leisure-Time Physical Activity With Risk of 26 Types of Cancer in 1.44 Million Adults. JAMA Intern Med. 2016 Jun 1;176(6):816-25.doi:10.1001/jamainternmed.2016.1548.

30 Kirkegaard H, et al. Association of adherence to lifestyle recommendations and risk of colorectal cancer: a prospective Danish cohort study. BMJ. 2010 Oct 26;341:c5504. doi: 10.1136/bmj.c5504.

31 Campbell PT, et al. Associations of recreational physical activity and leisure time spent sitting with colorectal cancer survival. J Clin Oncol. 2013 Mar 1;31(7):876-85.doi: 10.1200/JCO.2012.45.9735. Epub 2013 Jan 22.

32 Sasazuki S, et al. Combined impact of five lifestyle factors and subsequent risk of cancer: the Japan Public Health Center Study. Prev Med. 2012 Feb;54(2):112-6. doi:10.1016/j.ypmed.2011.11.003. Epub 2011 Dec 1.

제2장

33 Song H, et al. Perceived stress level and risk of cancer incidence in a Japanese population: the Japan Public Health Center (JPHC)-based Prospective Study. SciRep. 2017 Oct 11;7(1):12964. doi: 10.1038/s41598-017-13362-8.

34 Passos GS, et al. Exercise improves immune function, antidepressive response, and sleep quality in patients with chronic primary insomnia. Biomed ResInt. 2014;2014:498961.doi: 10.1155/2014/498961. Epub 2014 Sep 21.

35 1일 1만 보 걷기—불안·우울 개선 가능성, Medical Tribune, 2014;47(8): 10-10, 1일 1만 보로 마음도 건강해진다! 불안과 우울 증상 개선—도쿄대, 당신의 건강 백과, Medical Tribune(medical-tribune.co.jp)

36 Taneichi S, et al. Is the Walking Campaign Effective for Depressive Symptoms? Open Journal of Psychiatry, 2014, 4, 405-409 Published Online October 2014 in SciRes. http://www.scirp.org/journal/ojpsych, http://dx.doi.org/10.4236, ojpsych.2014.44047.

37 Mammen G, et al. Physical activity and the prevention of depression: a systematic review of prospective studies. Am J Prev Med. 2013 Nov;45(5):649-57.doi:10.1016/j.amepre.2013.08.001.

38 Ikenouchi-Sugita A, et al. The Effects of a Walking Intervention on Depressive Feelings and Social Adaptation in Healthy Workers. J UOEH 2013; 35: 1-8

39 R-R 간격 검사(심박수 변동 검사), 게이오기주쿠대학병원, KOMPAS(keio.ac.jp)

40 오쿠무라 유타카 외, 운동 후 자율신경 활동과 심리적 효과. 보건의료학저널 2017;8 (1):44-49.

41 심혈관 질환 재활 가이드라인 2021년 개정판(j-circ.or.jp)

42 와다 가이 외, 고치현 내 운동부 소속 대학생에 대한 조식·햇빛 노출 개입이 개입 기간 중 수면·정신 위생에 미치는 영향. 일본생리인류학회지 2010;15:97-103.

43 He J, et al. Mortality and apnea index in obstructive sleep apnea. Experience in 385 male patients. Chest1988 Jul;94(1):9-14.

44 사토 마코토. 수면 무호흡 증후군(SAS) 역학. 일본내과학회지 2020;109 : 1059-1065, https://doi.org/10.2169/naika.109.1059

45 Kimura N et al. Association between objectively measured walking steps and sleep in community-dwelling older adults: A prospective cohort study. PLoS One. 2020 Dec 14;15(12):e0243910. doi: 10.1371/journal.pone.0243910. eCollection 2020.

46 Brown WJ, et al. Prospective study of physical activity and depressive symptoms in middle-aged women. Am J Prev Med. 2005 Nov;29(4):265-72. doi: 10.1016/j.amepre.2005.06.009.

47 Huang AJ, et al. An Intensive Behavioral Weight Loss Intervention and Hot Flushes in Women. Arch Intern Med. 2010 Jul 12;170(13):1161-7.

48 Gao CC, et al. Association of vasomotor symptoms and sleep apnea risk in midlife women. Menopause. 2018 April;25(4): 391-398. doi:10.1097/GME.0000000000001020.

49 Holmes MD, et al. Physical Activity and Survival After Breast Cancer Diagnosis.2005 25;293(20):2479-86.doi: 10.1001/jama.293.20.2479.

50 Endo K, et al. Dog and Cat Ownership Predicts Adolescents' Mental Well-Being: A Population-Based Longitudinal Study. Int J Environ Res Public Health. 2020 Jan 31;17(3):884.doi: 10.3390/ijerph17030884.

51 Nagasawa M , et al. Oxytocin-gaze positive loop and the coevolution of human-dog bonds. Science. 2015 Apr 17;348(6232):333-6, doi:10.1126/science.1261022. Epub 2015 Apr 16.

52 제9회 고령자의 생활과 의식에 관한 국제비교조사(완전판) PDF, 일본내각부(cao.go.jp)

제3장

53 무로이 겐이치 외, 산책 회의 효과에 관한 기초적 검토 일본지능정보퍼지학회 제32회 퍼지 시스템 심포지엄 강연 논문집 2016; 665-668.

54 Danquah IH et al. Standing Meetings Are Feasible and Effective in Reducing Sitting Time among Office Workers—Walking Meetings Are Not: Mixed-Methods Results on the Feasibility and Effectiveness of Active Meetings Based on Data from the "Take a Stand!" Study. Int J Environ Res Public Health. 2020 Mar 5;17(5):1713. doi: 10.3390/ijerph17051713.

55 Tomata Y, et al. Changes in time spent walking and the risk of incident dementia in older Japanese people: the Ohsaki Cohort 2006 Study. Age Ageing. 2017 Sep 1;46(5):857-860. doi: 10.1093/ageing/afx078.

56 치매 예방·지원 매뉴얼. tp0501-1h_0001.pdf(mhlw.go.jp).

57 도쿄의과치과대학교·치바대학교의 보도 발표 Press Release No: 260-20-51. 20210310walk.pdf(chiba-u.ac.jp).

58 Tani Y, et al. Neighborhood Sidewalk Environment and Incidence of Dementia in Older Japanese Adults.Am J Epidemiol. 2021 Jul 1;190(7):1270-1280.doi: 10.1093/aje/kwab043.

59 Oppezzo M, et al. Give Your Ideas Some Legs: The Positive Effect of Walking on Creative Thinking. J Exp Psychol Learn Mem Cogn 2014 Jul;40(4):1142-52. doi: 10.1037/a0036577. Epub 2014 Apr 21.

60 게이오기주쿠대학교 보도 자료, 끈기를 낳는 두뇌 메커니즘 발견—끈기는 해마와 세로토닌이 제어한다, 190416-1.pdf(keio.ac.jp)

61 Yoshida K, et al. Serotonin-mediated inhibition of ventral hippocampus is required for sustained goal-directed behavior. Nat Neurosci. 2019 May;22(5):770-777.doi: 10.1038/s41593-019-0376-5. Epub 2019 Apr 15.

62 Huang X, et al. Comparative efficacy of various exercise interventions on cognitive function in patients with mild cognitive impairment or dementia: A systematic review and network meta-analysis. J Sport Health Sci. 2022 Mar;11(2):212-223.doi: 10.1016/j.jshs.2021.05.003. Epub 2021 May 16.

63 Rovio S, et al. Leisure-time physical activity at midlife and the risk of dementia and Alzheimer's disease. Lancet Neurol. 2005 Nov;4(11):705-11.doi: 10.1016/S1474-4422(05)70198-8.

64 치매 국립 정신·신경의료연구센터, 마음 정보 사이트(ncnp.go.jp)

65 Blumenthal JA, et al. Lifestyle and Neurocognition in Older Adults With Cognitive Impairment. Neurology. 2019 Jan 15;92(3):e212-e223. doi: 10.1212/ WNL.0000000000006784. Epub 2018 Dec 19.PMID: 30568005.

66 Panza F et al. Current Epidemiological Approaches to the Metabolic-Cognitive Syndrome. J Alzheimers Dis 2012;30 Suppl 2: S31-S75. doi:10.3233/JAD-2012- 111496.

67 Guadagni V, et al. Aerobic exercise improves cognition and cerebrovascular regulation in older adults. Neurology. 2020 May 26; 94(21): e2245-e2257. doi: 10.1212/WNL.0000000000009478.

제4장

68 Dunn AL et al. Comparison of lifestyle and structured interventions to increase physical activity and cardiorespiratory fitness: a randomized trial. JAMA. 1999 Jan 27;281(4):327-34. doi: 10.1001/jama.281.4.327.

69 DIPIETRO L, et al. Three 15-min bouts of moderate postmeal walking significantly improves 24-h glycemic control in older people at risk for impaired glucose tolerance. Diabetes Care. 2013 Oct;36(10):3262-8. doi: 10.2337/dc13-0084. Epub 2013 Jun 11.

70 체내에서 요구하는 비타민 D 생성에 필요한 일조시간 추정—겨울에 삿포로에서는 쓰쿠바의 3배 이상 햇빛을 쏘여야 한다, 국립환경연구소(nies.go.jp), 2013.

71 Miyauchi M, et al. The solar exposure time required for vitamin D3 synthesis in the human body estimated by numerical simulation and observation in Japan. J Nutr Sci Vitaminol (Tokyo). 2013;59(4):257-63.doi: 10.3177/jnsv.59.257.

72 Wheeler MJ, et al. Effect of Morning Exercise With or Without Breaks in Prolonged Sitting on Blood Pressure in Older Overweight/Obese Adults. Hypertension 2019 Apr;73(4):859-867. doi:10.1161/HYPERTENSIONAHA.118.12373.

73 Ramírez-Maldonado M, et al. Caffeine increases maximal fat oxidation during a graded exercise test: is there a diurnal variation? J Int Soc Sports Nutr. 2021 Jan 7;18(1):5. doi: 10.1186/s12970-020-00400-6.

74 Odden MC, et al. Rethinking the Association of High Blood Pressure with Mortality in Elderly Adults: The Impact of Frailty. Arch Intern Med. 2012 Aug 13;172(15):1162-8. doi: 10.1001/archinternmed.2012.2555.

75 Taniguchi Y, et al. A prospective study of gait performance and subsequent cognitive decline in a general population of older Japanese. J Gerontol A Biol Sci Med Sci. 2012 Jun;67(7):796-803.doi: 10.1093/gerona/glr243. Epub 2012 Mar 2.

76 보폭을 넓혀 치매를 예방하자, 보폭이 좁으면 치매 발병 위험 높아져(국립환경연구소 수석연구원 다니구치 유), 의료뉴스 토픽, 시사 메디컬, 시사통신 의료 뉴스 사이트(jiji.com)

77 Carney DR, et al. Power posing: brief nonverbal displays affect neuroendocrine levels and risk tolerance, Psychol Sci, 2010 Oct;21(10):1363-8.doi:10.1177/0956797610383437. Epub 2010 Sep 20.

78 CHEN TC ,et al. Effects of Descending Stair Walking on Health and Fitness of Elderly Obese Women. Med Sci Sports Exerc. 2017 Aug;49(8):1614-1622. doi: 10.1249/MSS.0000000000001267.

79 Cho H, et al. Changes to gait speed when romantic partners walk together: Effect of age and obstructed pathway. Gait Posture. 2021 Mar;85:285-289. doi: 10.1016/ j.gaitpost.2021.02.017. Epub 2021 Feb 18.

80 Breen L, et al. Two weeks of reduced activity decreases leg lean mass and induces "anabolic resistance" of myofibrillar protein synthesis in healthy elderly. J Clin Endocrinol Metab. 2013 Jun;98(6):2604-12.doi: 10.1210/jc.2013-1502. Epub 2013 Apr 15.

81 숲길 걷기가 혈압·인지 기능·우울에 미치는 효과, Medical Tribune, 2009, (medical-tribune.co.jp)

82 Sumitomo K, et al. Conifer-Derived Monoterpenes and Forest Walking. Mass Spectrom (Tokyo). 2015;4(1):A0042.doi: 10.5702/massspectrometry.A0042. Epub 2015 Oct 14.

83 Sinharay R et al. Respiratory and cardiovascular responses to walking down a trafficpolluted road compared with walking in a traffic-free area in participants aged 60 years and older with chronic lung or heart disease and age-matched healthy controls: a randomised, crossover study. Lancet. 2018 Jan 27;391(10118):339-349. doi:10.1016/S0140-6736(17)32643-0. Epub 2017 Dec 5.

84 Ozturk AB, et al. Does nasal hair (vibrissae) density affect the risk of developing asthma in patients with seasonal rhinitis? Int Arch Allergy Immunol. 2011;156(1):75-80.doi: 10.1159/000321912. Epub 2011 Mar 30.

85 Matsumoto T, et al. Study on Mechanisms of Heat Acclimatization Due to Thermal Sweating -Comparison of Heat-tolerance between Japanese and Thai Subject-. Trop. Med.1993; 35 (1): 23-34.

86 Lee JB, et al. The change in peripheral sweating mechanisms of the tropical Malaysian who stays in Japan. J Thermal Biology 2004; 29(7):743-747.

87 Bae JS, et al. Prolonged residence of temperate natives in the tropics produces a suppression of sweating. Pflugers Arch. 2006 Oct;453(1):67-72. doi: 10.1007/s00424-006-0098-x. Epub 2006 May 31.

88 하세가와 마코토 외, 혈관 운동성 비염의 병태에 관한 연구, 치바의학저널, 1999 ; 75 (2) : 57-67.

89 Bigley AB, et al. NK cells and exercise: implications for cancer immunotherapy and survivorship. Discov Med. 2015 Jun;19(107):433-45.

90 Foxman EF, et al. Temperature-dependent innate defense against the common cold virus limits viral replication at warm temperature in mouse airway cells. Proc Natl Acad Sci U S A. 2015 Jan 20;112(3):827-32.doi: 10.1073/pnas.1411030112. Epub 2015 Jan 5.

91 나가토미 료이치, 상기도 감염증 바이러스(리노바이러스)의 감수성과 운동, 데상트스포츠과학 31:3-11.

92 Patrick RP et al. Sauna use as a lifestyle practice to extend healthspan. Exp Gerontol. 2021 Oct 15;154:111509. doi: 10.1016/j.exger.2021.111509.

93 Saketkhoo K, et al. Effects of drinking hot water, cold water, and chicken soup on nasal mucus velocity and nasal airflow resistance. Chest. 1978 Oct;74(4):408-10.doi:10.1378/chest.74.4.408.

94 Babizhayev MA, et al. L-carnosine modulates respiratory burst and reactive oxygen species production in neutrophil biochemistry and function: may oral dosage form of non-hydrolized dipeptide L-carnosine complement anti-infective anti-influenza flu treatment, prevention and self-care as an alternative to the conventional vaccination? Curr Clin Pharmacol. 2014 May;9(2):93-115. doi: 10.2174/15748847099991403111256O1.

95 Rennard BO, et al. Chicken soup inhibits neutrophil chemotaxis in vitro. Chest. 2000 Oct;118(4):1150-7.doi: 10.1378/chest.118.4.1150.

서두

96 Dasgupta K, et al. Physician step prescription and monitoring to improve ARTERial health (SMARTER): A randomized controlled trial in patients with type 2 diabetes and hypertension. Diabetes Obes Metab. 2017 May;19(5):695-704. doi: 10.1111/dom.12874. Epub 2017 Feb 22.

97 Inoue M, et al. Daily total physical activity level and total cancer risk in men and women: results from a large-scale population-based cohort study in Japan. Am J Epidemiol. 2008 Aug 15;168(4):391-403. doi: 10.1093/aje/kwn146. Epub 2008 Jul 2.

1일 1만 보,
제대로 걸어라

초판 1쇄 발행 2024년 7월 22일

지은이 오타니 요시오
옮긴이 조해선
펴낸이 김영조
편집 김시연 | **디자인** 정지연 | **마케팅** 김민수, 조애리 | **제작** 김경묵 | **경영지원** 정은진
펴낸곳 싸이프레스 | **주소** 서울시 마포구 양화로7길 44, 3층
전화 (02)335-0385 | **팩스** (02)335-0397
이메일 cypressbook1@naver.com | **홈페이지** www.cypressbook.co.kr
블로그 blog.naver.com/cypressbook1 | **포스트** post.naver.com/cypressbook1
인스타그램 싸이프레스 @cypress_book | **싸이클** @cycle_book
출판등록 2009년 11월 3일 제2010-000105호

ISBN 979-11-6032-228-6 13510